Margot Hellmiß/Falk Scheithauer

Oliven
Heilkraft für ein ganzes Leben

Mit Oliven und Olivenöl Menüs pikant würzen
und den Stoffwechsel natürlich anregen

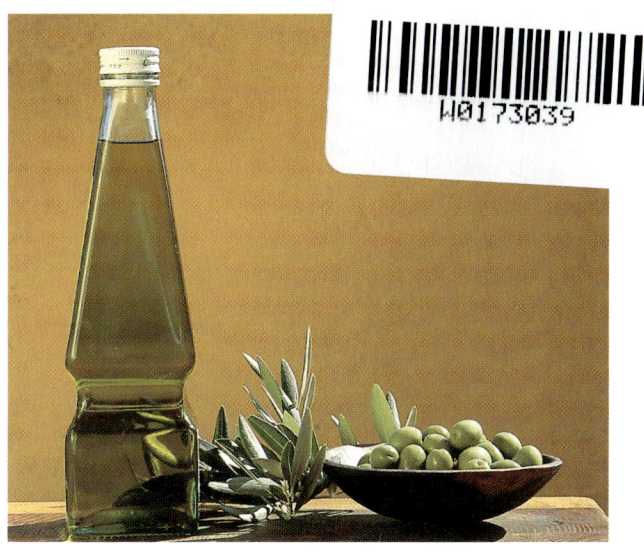

Südwest

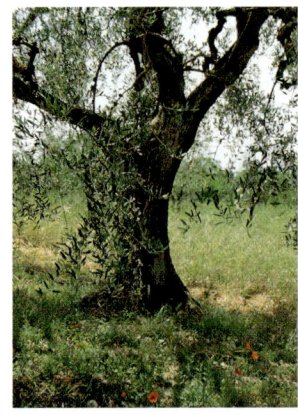

*Er prägt die Land-
schaft des Mittel-
meerraums wie
kein anderes
Gewächs: der
Ölbaum.*

Inhalt

Das flüssige Gold des Südens: Olivenöl ist ein enorm hochwertiges Nahrungsmittel.

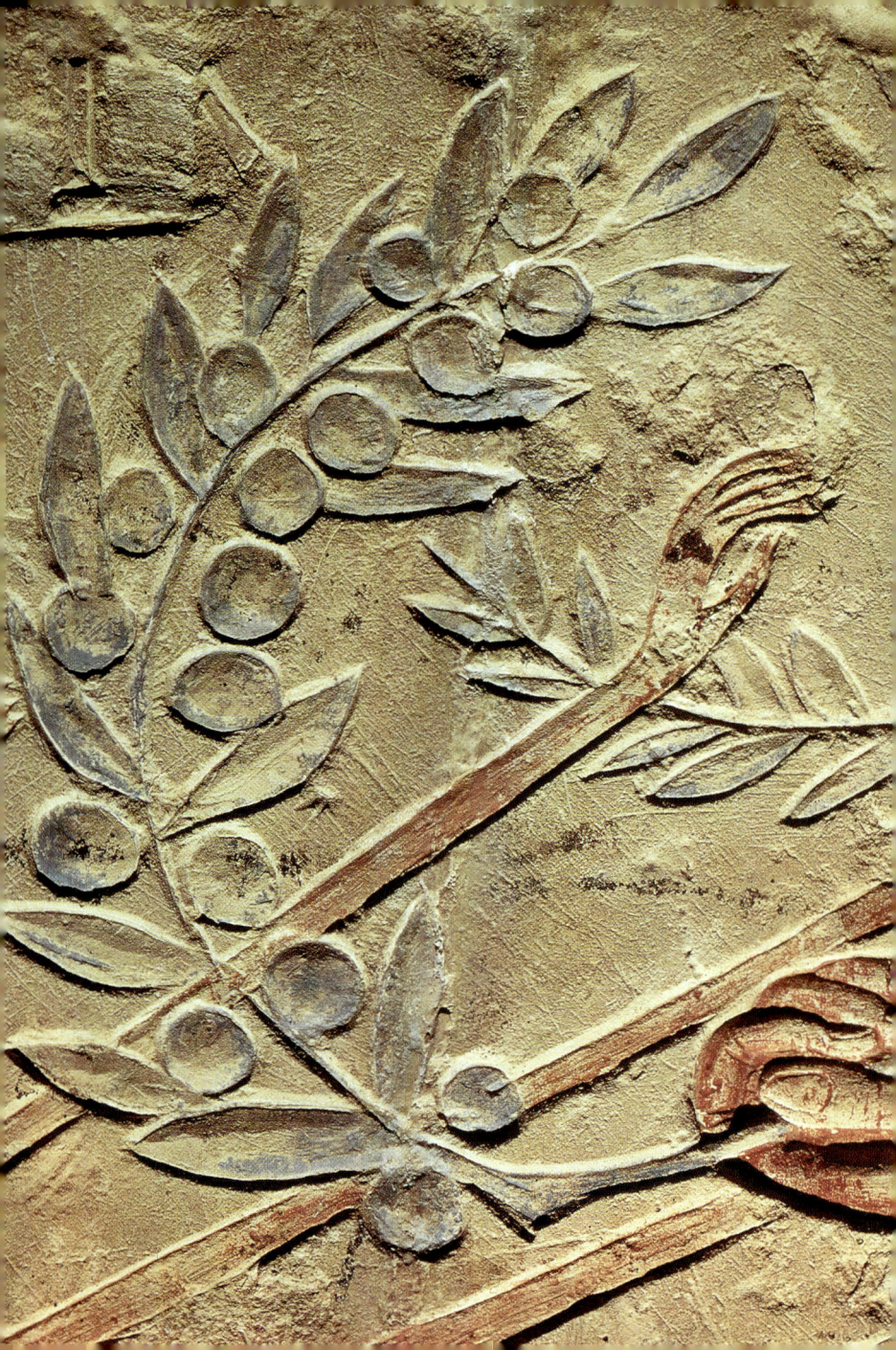

Die Ölfrucht – Mythos und Geschichte

Der Ölbaum ist neben dem Weinstock eine der ältesten Kulturpflanzen der Erde. Seine Heimat sind die Länder rund um das Mittelmeer. Die außerordentliche Wertschätzung, die Olivenbäumen seit jeher im mediterranen Raum entgegengebracht wird, beruht in erster Linie auf dem gehaltvollen und heilkräftigen Öl, das in ihren schmackhaften Früchten steckt: Das Olivenöl ist ein Gesundheitselixier und eine Wohltat für den menschlichen Organismus.

Nahrung, Heilmittel und Salböl

In der Antike diente Olivenöl vor allem als kostbares Heilmittel, mit dem Ägypter, Griechen oder Römer offene Wunden und eine Vielzahl von Krankheiten behandelten. Sie bereiteten aus der grüngoldenen Essenz auch Salben und duftende Hautöle zu, mit denen sie Körper, Gesicht und Haare pflegten. Dies war mehr als bloße Kosmetik, eine Ölbehandlung sollte dem gesamten Leib Wohlbefinden und Gesundheit schenken.

Daneben war Olivenöl in den Mittelmeerländern natürlich das wichtigste Speisefett. Es diente sowohl zur Geschmacksverfeinerung als auch zu Konservierungszwecken. Man legte Gemüse, Fisch, Käse oder Fleisch in Olivenöl ein und machte die Speisen dadurch haltbar. Bei religiösen Zeremonien, im Toten- und Götterkult hatte Olivenöl als Salböl stets einen festen Platz. Und als Lampenöl erleuchtete es Tempel und die Paläste der Wohlhabenden.

Der weit gereiste römische Naturkundler Plinius der Ältere lobte im 1. Jahrhundert n. Chr.: »Keine andere Pflanze, ausgenommen der Rebstock, trägt Früchte, die in ihrer Bedeutung mit der Olive vergleichbar wären«.

Die Verehrung des wertvollen Olivenbaums reicht weit zurück: Schon sehr früh finden sich Darstellungen in der Kunst.

Olivenöl war auch der Grundstoff für eine in der Antike sehr beliebte Seife. Hierzu verrührte man die weiße Asche von verbranntem Olivenholz mit etwas Wasser und dem Bodensatz eines weniger guten Olivenöls.

Die Oliven selbst wurden – in Salzlake eingelegt – als hochwertiges Nahrungsmittel geschätzt. Oliven und Olivenöle spielten auch im Tauschhandel eine gewichtige Rolle. Sie hatten mancherorts sogar den Stellenwert einer Währung.

Homer, der bedeutendste Dichter des Altertums, pries das Olivenöl als »flüssiges Gold«. Andere Beinamen wie »Öl der Götter«, »Gold des Südens« oder »Königin unter den Ölen« zeugen ebenfalls von allerhöchster Wertschätzung.

Die Wiege der Olivenkultur

Die frühesten von Menschen angelegten Olivenkulturen lagen vermutlich in Kleinasien sowie auf der Insel Kreta. Auch die alten Ägypter pflanzten bereits Olivenhaine im Nildelta an. Erste Steingeräte zum Pressen von Oliven sind aus dem israelischen Haifa um 5000 v. Chr. erhalten. Seefahrer und Handel treibende Völker wie die Phönizier trugen die Kunde von der Ölbaumzucht, den Ölfrüchten und der Ölgewinnung dann in andere Länder weiter.

Das Gold der Minoer

Die Insel Kreta gilt als eine der Wiegen unserer Zivilisation. Um 2000 v. Chr. erreichte dort die minoische Kultur eine erste Blütezeit. Der Reichtum der Minoer gründete größtenteils auf ihrem Olivenöl. Sie pressten aus den Oliven Speiseöl oder verarbeiteten es weiter zu duftenden Parfüms. Duftöle gehörten nämlich zur täglichen Toilette der Wohlhabenden. Auch die Wohnräume wurden damit parfümiert. Als Salböle waren sie unverzichtbarer Bestandteil ritueller Handlungen. Die Minoer selbst verbrauchten nur einen kleinen Teil ihres Öls. Der Großteil wurde in fast alle Anrainerländer des Mittelmeers exportiert. Olivenöl war ihr einträglichstes Handelsgut. Neben Syrien und Palästina war Ägypten einer der Hauptabnehmer. Im Land der Pharaonen verbrauchte man damals viel mehr Olivenöl, als dort produziert werden konnte.

Öl für Speisezwecke wurde in bis zu zwei Meter hohen Tonkrügen, den Pithoi, gelagert. Zum Verschicken füllte man es allerdings in handlichere Amphoren um. Die Salb- und Duftöle bewahrte man in viel kleineren Kannen auf, so genannten Bügelkannen, die oben mit zwei Griffen versehen waren.

Aus dem Palast von Knossos sind Tontafeln erhalten, auf denen sämtliche Aus- und Eingänge des Olivenöls penibel vermerkt sind. Unter den Abnehmern befanden sich religiöse Zirkel und Kultstätten ebenso wie Handwerker oder einfache Ziegenhirten. Von den Tontafeln weiß man, dass mancherorts sogar die Steuern in Form von Oliven bzw. Olivenöl entrichtet wurden.

Kostbare Grabbeigabe in Ägypten

In ägyptischen Pharaonengräbern fanden sich Abbildungen von Bügelkannen, beispielsweise im Grab von Ramses III. (1184–1153 v. Chr.) im Tal der Könige. Dies deutet darauf hin, dass die Gottkönige auch im Jenseits auf ihre kostbaren Salb- und Duftöle nicht verzichten wollten. Im Grab des 19-jährig verstorbenen Tutenchamun (ca. 1325 v. Chr.) entdeckten Archäologen vergoldete Olivenblätter als Dekor sowie Kränze aus Olivenzweigen.

Verstorbenen wurden im alten Ägypten Oliven auch als Wegzehrung für die Reise ins Totenreich mitgegeben. Die bis heute erhaltenen Olivenkerne beweisen dies. Auch bei der Salbung und Mumifizierung der Toten spielte Olivenöl eine wichtige Rolle. Die Verstorbenen

Der Philosoph Demokritos von Abdera, der 500 v. Chr. lebte und über 100 Jahre alt wurde, soll einmal, befragt nach seinem Erfolgsrezept für ein langes Leben, gesagt haben: »Innerlich Honig und äußerlich Öl.«

wurden zunächst gewaschen und dann mit Öl eingerieben. Auch bei religiösen Kulthandlungen pflegte man sich Haare, Gesicht und Füße zu salben, ehe man sich den heiligen Götterbildern näherte. Manche Pharaonen ließen große Olivenhaine als Opfergabe anlegen.

Ägyptisches Öl soll übrigens nicht besonders gut geschmeckt haben, wenn man dem griechischen Philosophen Theophrastos Glauben schenken darf. Er qualifizierte es als »stark riechend« ab. Vermutlich wurde das heimische Öl deshalb zu Duft- und Salbölen verarbeitet, denen Gewürze, Blüten und Kräuter ein ansprechendes Aroma verliehen, während man das Speiseöl aus Kreta importierte.

Einreibungen mit Olivenöl dienten in der Antike zur Förderung der Gesundheit und eines langen Lebens.

Im Buch der Bücher

Es verwundert nicht, dass eine der ältesten Kulturpflanzen auch in einem der bekanntesten Zeugnisse aus der damaligen Zeit, der Bibel, einen wichtigen Platz einnimmt. Im Alten Testament ist häufig von Olivenhainen,

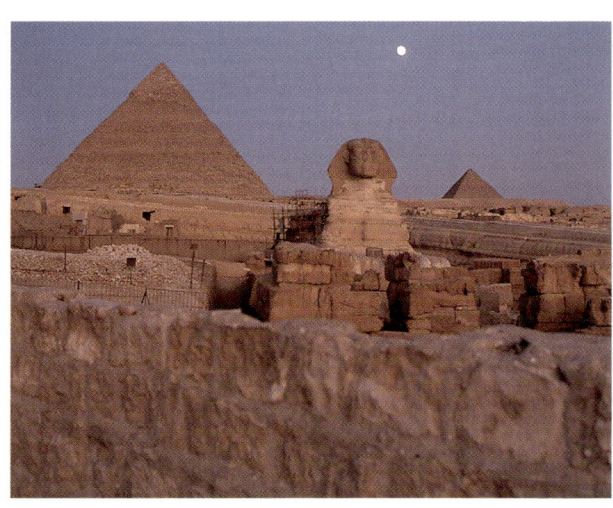

Schon die alten Ägypter kannten die vielfältigen Einsatzmöglichkeiten des Olivenöls: Z. B. wurden die Toten damit gesalbt.

vom Keltern des Öls und von Ölmühlen die Rede. Dies weist darauf hin, dass vor Jahrtausenden, also zur Zeit der Entstehung der fünf Bücher Mose und der Schriften der Propheten, die Gewinnung des Olivenöls im östlichen Mittelmeerraum und in Palästina bereits ganz alltäglich war.

Ein grausamer Gott

Beim Propheten Joel straft ein ungnädiger Gott die Menschen mit »verdorbenem Getreide, jämmerlichem Wein und kläglichem Öl«. Wird aber ehrlich Buße getan, so stellt er »Getreide, Most und Öl in Fülle« in Aussicht, »dass die Tennen voll Korn (sein werden) und die Keller Überfluss vom Most und Öl haben sollen«. Insgesamt ist in der Bibel an rund 250 Stellen von Olivenöl oder dem Ölbaum die Rede. Beispielsweise erhielt Saul im Jahr 1027 v. Chr. erst durch die Salbung, also das Einreiben der Stirn mit Olivenöl, die Königswürde. Diese rituelle Handlung sollte dem Herrscher Israels die drei Gottesgaben Macht, Stärke und Weisheit verleihen.

Jesus zählte ebenfalls zum erlesenen Kreis der Gesalbten. Das aus dem Hebräischen stammende Wort »Messias« weist schon darauf hin, es bedeutet: der Gesalbte. Bereits als Neugeborener war Jesus von den Heiligen Drei Königen nebst Weihrauch und Gold mit kostbarem Salböl beschenkt worden. So bezeichnete man ein Olivenöl, das mit dem wohlduftenden und heilsamen Harz des arabischen Myrrhestrauchs angereichert war. Dieses Geschenk war nur eines Königs würdig.

In den alten Kulturen galt der Ölbaum als Symbol für vieles, was den Menschen von großem Wert war. Und in drei großen Weltreligionen, im Judentum, Christentum und Islam, ist der Ölbaum bis heute Symbol für Weisheit, Fruchtbarkeit und Frieden.

Im Alten Testament wird berichtet, dass die zweite Taube, die Noah nach der 40 Tage und Nächte währenden Sintflut ausgeschickt hatte, mit einem frischen Ölblatt im Schnabel zur Arche zurückkehrte. Seit dieser Erwähnung im 1. Buch Mose, der Genesis, sind die Blätter und Zweige des Ölbaums ein Symbol des Friedens.

Ein Geschenk der Götter an die Hellenen

Nach der griechischen Mythologie geht der Ursprung des Olivenbaums auf einen Wettstreit der Götter zurück. Den Wettbewerb hatte sich Göttervater Zeus ausgedacht, der einen Herrscher für Attika, die Region um Athen, suchte. Sieger sollte sein, wer den Bewohnern Attikas das wertvollste und nützlichste Geschenk bereitete. Mit in die engste Wahl kam der Meeresgott Poseidon, der eine salzhaltige Quelle anbot. Die Quelle sollte auf die künftige Herrschaft Attikas über die Weltmeere hinweisen. Dieser Quelle entsprang noch das erste Pferd, mit dem man Lasten und Personen transportieren und weite Strecken rasch überwinden konnte. Trotz dieser großzügigen Offerte musste sich der Gott der Wellen gegenüber Athene, der Göttin der Weisheit, geschlagen geben, wie Zeus, der oberste Richter entschied, denn sie pflanzte den ersten Ölbaum.

Olivenbäume galten den Hellenen demnach als ein Geschenk der Götter und waren ihnen damit heilig. Athene ist seither die Schutzpatronin des Ölbaums.

Aromatische Salböle

Aus alten Tontafeln wird ersichtlich, dass es Olivenbaumkulturen bereits zur mykenischen Zeit (seit 1500 v. Chr.) auf dem Peloponnes gab. Auf den Tafeln sind die Bestimmungsorte und Empfänger von Öllieferungen eingemeißelt. Alles über qualitative Abstufungen des Olivenöls sowie Näheres über die Herstellung von aromatischen Ölen und Salbölen steht dort ebenfalls zu lesen. Damals kamen vorwiegend die Gewürze Fenchel, Kümmel, Sesam, Sellerie, Kresse, Koriander und Salbei nebst Rosenblättern und Zyperngras zur Veredelung des Öls zum Einsatz.

Auf der Basis des goldgrünen Öls stellten die Ärzte der Antike Wund- und Heilsalben her. Ölbäder, Einreibungen und Umschläge waren ebenso bekannt. Innerlich wurde Olivenöl bei Magen-Darm-Beschwerden sowie bei Erkältungskrankheiten verabreicht. Außerdem diente es dem Erhalt gesunder Zähne.

Flüssiges Gold

Homer, der bedeutendste griechische Dichter des Altertums und Verfasser der »Ilias« und der »Odyssee«, pries das Olivenöl überschwänglich als »flüssiges Gold«. Er erzählt von Odysseus, der, nach langer Irrfahrt endlich zu seiner Gattin Penelope heimgekehrt, zuerst gebadet und gesalbt wurde, was ihn im Aussehen »einem der Götter ähnlich« machte. Homer beschreibt auch, dass man nicht nur im alten Ägypten, sondern auch in Griechenland Verstorbene mit Öl einbalsamierte. Insbesondere beleuchteten die Priester Götterbilder, allen voran das der Göttin Athene, mit »ewigem« Öllicht, das Tag und Nacht brannte. Auch von der Stärkung (Appretur) feiner Leinenstoffe mit Olivenöl ist in den Epen die Rede. Der Dichter verlor aber kein Wort darüber, dass Oliven und ihr Öl den Griechen als Nahrung dienten. Vermutlich war das so selbstverständlich, dass es einer besonderen Erwähnung nicht bedurfte.

Öl für Olympia

Der sagenhaft mächtige Herakles, Sohn des Zeus und der Alkmene, gilt nach der griechischen Mythologie als der Begründer der Olympischen Spiele. Er soll auch den wilden Ölbaum nach Olympia gebracht und beim Zeustempel eingepflanzt haben.

Für die Teilnehmer an den Olympischen Spielen, die seit 580 v. Chr. alle vier Jahre zu Ehren des Zeus stattfanden, war Olivenöl unverzichtbar. Regelmäßig massierten die Athleten vor und nach dem Training ihre Muskeln mit Öl. Das sollte sie geschmeidig halten und die Durchblutung ankurbeln. Die Ringer ölten sich besonders ausgiebig ein, nicht zuletzt in der Hoffnung, durch den Ölfilm schwerer zu packen zu sein.

Im antiken Griechenland wurden im Durchschnitt 55 Liter Olivenöl pro Kopf und Jahr verbraucht, da es nicht nur als Speiseöl, sondern auch zur Gesundheits- und Schönheitspflege diente. Heute verzehrt ein Grieche immerhin noch 21 Liter Olivenöl im Jahr, Spanier und Italiener rund elf Liter. Die Deutschen sind mit 0,3 Liter pro Jahr vergleichsweise Verbrauchszwerge.

Jahrhunderte später, im Mittelalter, befand sich ein Großteil der Olivenhaine in klösterlichem Besitz, z. B. der Zisterzienser- oder der Basilianermönche. In Umbrien entstand zu der Zeit sogar ein Olivenorden, die Olivetani fratri. Neben ihren geistlichen Pflichten machten sich die Klosterbrüder die Verbesserung des Olivenanbaus und der Ölgewinnung zur Aufgabe.

Für die Ölmassagen verwendeten die Athleten ein spezielles Besteck. Dazu zählte ein kleines rundes Fläschchen, der Aryballos, in dem sie ihr Öl aufbewahrten. Überschüssiges Öl nahmen sie mit sichelförmigen Schabwerkzeugen, den strigilis (woraus das Wort »Striegel« wurde), wieder von der Haut ab. Das Öl sammelten sie in einem Pfännchen; es wurde anschließend zu Heilzwecken eingesetzt.

Die Gewinner der einzelnen Disziplinen erhielten als Zeichen des Siegs und der höchsten Ehre einen Kranz aus Ölbaumzweigen. Außerdem bekamen sie Amphoren voller Olivenöl als Siegesprämie überreicht.

Kränze aus Olivenblättern sind seither ein sichtbares Zeichen für Erfolg und Reichtum. Griechische und römische Eroberer traten bekränzt mit immergrünen Olivenblättern vor das Volk, um sich huldigen zu lassen und ihre friedfertigen Absichten zu bekundigen.

In Rom wurde nicht mit Öl gespart

Im alten Rom waren Oliven allgegenwärtiges Nahrungsmittel. Der römische Feldherr Cato schrieb über die bäuerliche Ernährungsweise: »Sie besteht aus Brot, Wein, Salz und Oliven.«

Die Römer gaben reichlich Olivenöl an ihre Speisen, wie aus einer Bemerkung von Plinius dem Älteren (23–79 n. Chr.) in seiner »Naturalis historia« ersichtlich ist. Er schrieb: »Mit der Zeit bekommt das Öl einen unangenehmen Geschmack; im Unterschied zum Wein ist es schon nach einem Jahr überaltert«. Woraus er schlussfolgerte: »Dass wir mit Öl knausern, wollte die Natur anscheinend nicht. Sie fördert vielmehr dadurch, dass es schnell aufzubrauchen ist, ausgiebige Verwendung.« Der Historiker berichtet übrigens von 15 Olivensorten im antiken Rom, aus denen Öl gepresst wurde, ein Hinweis, dass sowohl zu therapeutischen Zwecken als auch in der Küche bereits mit verschiedenen Ölen hantiert wurde. Die Menschen in der Antike favorisierten an ihren Speisen ein fruchtiges Öl aus weniger ölreichen grünen Oliven. »Je reifer die Beere, desto fetthaltiger und geschmacksabträglicher das Öl«, schrieb Plinius. Heute nimmt man zur Ölgewinnung häufiger die reiferen schwarzen Oliven.

Tierfett nur für Barbaren

Die Römer verbrauchten so viel Olivenöl, dass sie ihren Bedarf aus eigener Produktion bald nicht mehr decken konnten. Sie importierten deshalb Öl aus den Provinzen, vor allem aus Spanien und Portugal. Tierische Fette zum Kochen und Braten, für Salate und Gemüse zu verwenden, war in ihren Augen ein Zeichen von Barbarei. Im 1. Jahrhundert n. Chr. schließlich erhob der römische Agronom Lucius Columella den Ölbaum zum »ersten unter allen Bäumen«.

In vielen Mittelmeerländern gilt Olivenöl noch heute als eines der beliebtesten Haus- und Heilmittel bei vielerlei Beschwerden.

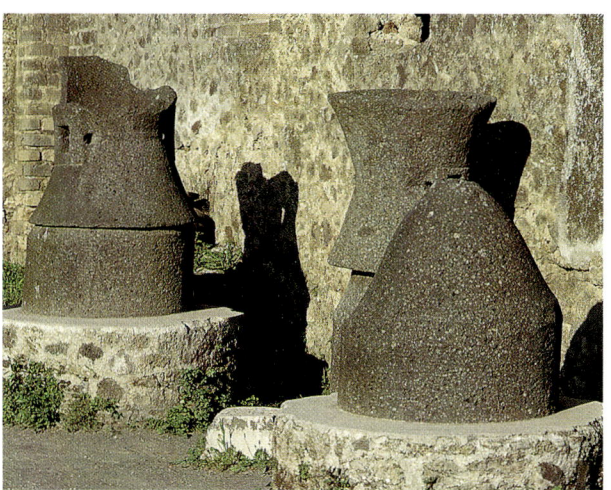

Das Olivenöl wurde im alten Rom vielseitig verwendet und selbst hergestellt. Hier eine Ölpresse aus Pompeji.

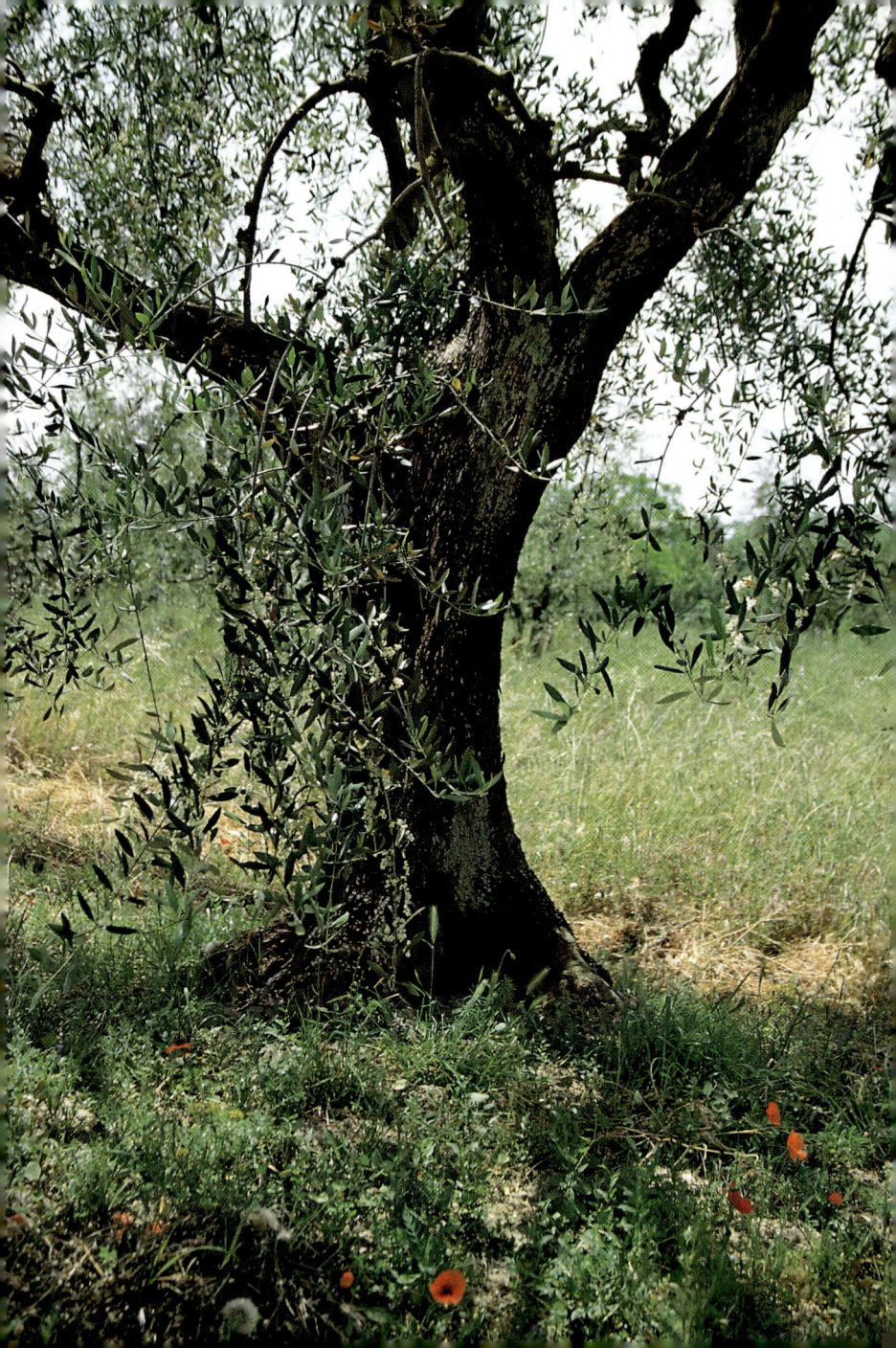

Der Olivenbaum

Zwar werden Olivenbäume mittlerweile auf allen fünf Kontinenten angebaut, in Süd- und Mittelamerika, Australien, Japan, Südafrika oder Kalifornien, sogar in China; dennoch gedeihen noch über 80 Prozent aller Ölbäume in ihrem ursprünglichen Lebensraum. Denn in seiner Urheimat sind Bodenbeschaffenheit und klimatische Bedingungen für Olea europaea, den kultivierten Ölbaum, ideal.

Knapp 70 Prozent aller Olivenhaine stehen in den EU-Ländern Italien, Spanien, Portugal, Griechenland und Frankreich. Auf die übrigen Anrainerstaaten des Mittelmeers wie Tunesien, die Türkei und Marokko entfallen etwa 25 Millionen Bäume. Weltweit wird ein Gesamtbestand von etwa 700 Millionen Bäumen ausgewiesen.

Je knorriger und breiter ein Stamm wird, desto älter ist der Baum. Bäume von durchschnittlich 200 oder 300 Jahren sind auf alten Plantagen keine Seltenheit.

Die Heimat des Ölbaums

Wie alt Olivenbäume sind und woher genau sie stammen, ist bislang nicht eindeutig geklärt. Funde versteinerter Blätter im italienischen Mongardino bei Bologna belegen, dass es schon im Tertiär vor über einer Million Jahren eine Art Urölbaum gegeben haben muss.

Dabei handelte es sich vermutlich um einen Vorfahren des wilden Ölbaums, des Oleaster (Olea europaea var. silvestris). Diese wilden Ölbäume gelten als die Stammpflanzen des heutigen Ölbaums. Kennzeichnend für den zwergwüchsigen Oleaster ist, dass seine Zweige in Dornen auslaufen. Sie tragen nur sehr kleine Früchte, die äußerst bitter schmecken und nur wenig Öl enthalten. Als Waldbäume sind sie vereinzelt noch auf griechischen Inseln anzutreffen.

Von meist sehr individueller Form und mit seinen silbrig glänzenden Blättern einzigartig: der Olivenbaum.

Ein kultivierter Olivenbaum dagegen zeichnet sich durch dornenlose Zweige sowie größere und ölreichere Früchte aus. Erst durch sorgfältige Zuchtauswahl, Pflege und Veredelung wurde der heutige Olivenbaum (Olea europaea var. sativa), der Echte Ölbaum, entwickelt. Mittlerweile gibt es weltweit 50 verschiedene Sorten von Ölbäumen.

Ideale Lebensbedingungen im Mittelmeerklima

Olivenbäume wollen in guter Gesellschaft sein und gedeihen sehr viel besser, wenn sie von ihren Artgenossen umgeben sind. Ein einzelner Baum, womöglich noch in unseren Breiten in einen Topf gepflanzt, hat nur geringe Überlebenschancen.

Der Olivenbaum gedeiht vorzüglich in mediterranem Klima mit geringen Temperaturschwankungen, reichlich Sommersonne und milden, regenreichen Wintern. Einige wenige Frosttage um −1 °C sind wichtig, damit der Baum überhaupt Früchte trägt. Unter −7 °C sollte das Thermometer aber nicht fallen, schon gar nicht über mehrere Tage. Besonders im nördlicher gelegenen Frankreich zerstören immer wieder längere Frostperioden ganze Plantagen.

Manche Olivenbäume sind allerdings richtige Stehaufmännchen. Selbst wenn ihr Stamm erfriert oder aufgrund von Altersschwäche die Zweige und Blätter nicht mehr ausreichend versorgen kann, schlagen die kräftigen Wurzeln rund um den maroden Stamm wieder aus, und ein neuer Olivenbaum entsteht, praktisch aus dem alten heraus. Auf diese Weise kommt auch das hohe Alter einiger Olivenbäume zustande.

Ein Methusalem unter den Bäumen

Olivenbäume können sehr alt werden. Methusalems von 1000 Jahren sind unter ihnen keine Seltenheit. Im Garten Gethsemane von Jerusalem stehen heute noch acht Olivenbäume, die, wie man sich erzählt, schon zu Lebzeiten Jesu dort geblüht haben sollen. Das hebräische Wort »Gethsemane« bedeutet übrigens Ölmühle.

Steckbrief – der Olivenbaum

- Der Olivenbaum oder Ölbaum zählt wie Jasmin, Flieder oder Esche zur Gattung der Ölbaumgewächse, der Oleaceae.
- Olivenbäume gedeihen in Küstennähe ebenso wie in Höhenlagen über 1000 Meter. Leichte Hügellagen bis 500 Meter sind für den Olivenanbau jedoch besonders geeignet.
- Olivenbäume sind relativ anspruchslos. Sie wachsen auf steinigen oder trockenen Böden, auf Hängen oder in Ebenen. Ihre Wurzeln reichen bis zu sechs Meter tief ins Erdreich und versorgen Stamm und Äste auch bei lang anhaltender Trockenheit mit dem Leben spendenden Nass. Dieser Umstand ermöglicht es dem Baum, auch auf kärgstem Untergrund zu überleben.
- Die Bäume danken es mit kräftigem Wuchs und einem reichen Ertrag, wenn sie regelmäßig bewässert und biologisch gedüngt werden.
- Auf den kräftig ausgeprägten, teils sogar sichtbaren Wurzeln fußt ein knorriger Stamm. In den buschigen Baumkronen wachsen Abertausende schmaler grüner Blätter mit einer silbrigen Unterseite. Bei Wind schimmert das ledrige Blattwerk grünlich silbern und verleiht dem Baum ein nahezu ätherisches Aussehen.
- Die Blätter sind immergrün und erneuern sich etwa alle drei Jahre, die Blüten sind zartgelb und weiß.
- Olivenbäume, die im traditionellen Anbau wachsen, also nur biologisch gedüngt und per Hand abgeerntet werden, sind auch ein unverzichtbares Biotop für vielerlei Vögel, Insekten und kleine Säugetiere, die mit und in dem Baum leben, ohne ihm Schaden zuzufügen. Zahlreiche Zugvögel aus Mitteleuropa nutzen den Olivenbaum als Zwischenstation oder Winterquartier.

Achtung! Oliven, die direkt vom Baum gepflückt werden, sind ungenießbar. Sie schmecken nicht nur extrem bitter, sondern können auch geringste Mengen von natürlichen Giftstoffen enthalten, die erst nach dem mehrtägigen Einlegen der Früchte in Wasser neutralisiert werden.

Wer Olivenbäume anpflanzt, muss auf lange Sicht planen und viel Geduld aufbringen. Der Baum trägt erst nach sieben Jahren Früchte und ist frühestens mit dem 35. Lebensjahr ausgewachsen, sozusagen in der Blüte seiner Jahre. Von da an kann man jedoch für mindestens 100 Jahre gleichbleibend gute Ernten erwarten. Danach wird die Ausbeute geringer. Volle Erträge liefert ein Olivenbaum in der Regel nur jedes zweite Jahr.

Ein altes Sprichwort besagt, dass es drei Generationen dauert, bis man in den Genuss der Früchte des Olivenbaums kommt: Der Großvater setzt ihn in die Erde, der Vater hegt und beschneidet ihn, und erst der Sohn erntet freudig die Früchte und gewinnt das Öl.

Wertvolles Olivenholz

Olivenbäume, ihre Blätter und Zweige dienten nicht nur in der Antike als Vorlage für Schnitzereien und Kunstgegenstände. Solche Dekors schmückten Schalen, Vasen, Mosaike oder Reliefs. Aus dem harten Holz der Olivenbäume fertigt man noch heute Möbel, Werkzeuge und Geschirr, Besteck sowie Bildhauerarbeiten. Aus den Zweigen des Ölbaums lassen sich schöne Körbe flechten.

Aufwändige Baumpflege

Die Pflege der Olivenbäume erfordert viel Zeit. Ganz wichtig ist das jährliche Beschneiden der Baumkronen im Frühjahr. In Frankreich sagt man, die Krone solle so licht sein, dass eine Schwalbe durchfliegen könne, ohne sich dabei die Flügel zu verletzen. Zum einen ist das Beschneiden nötig, damit die Oliven genügend Sonne bekommen. Zum anderen können sich nur so neue Triebe bilden, die im folgenden Jahr Früchte tragen. Auch sollten die Bäume möglichst nicht höher als sechs bis acht Meter werden. Unbeschnitten erreichen Olivenbäume leicht die doppelte Höhe. Im traditionellen Anbau müssen die Bäume zudem in einem Abstand von elf Metern gepflanzt werden.

Schwierige Schädlingsbekämpfung

Verschiedene, durch Schädlinge verursachte Baumkrankheiten machen den Olivenbauern das Leben schwer. Etwa 15 Prozent aller Ernteausfälle in Südeuropa gehen auf Kosten von Olivenschädlingen.

Gegen den Rußtau, einen Pilz, der die Blätter mit einem schwarzen Belag überzieht und erstickt, und das Pfauenauge, das gelbgrüne Flecken auf den Blättern hinterlässt, werden meist chemische Mittel eingesetzt.

Die schwarze Schildlaus (Coccus oleae) haftet an Blättern und Trieben und färbt sie schwarz. Ihr folgen Pilze (Fumagine), die auch die Borke schwarz verfärben. Unbehandelt lösen sie die Rinde ab, und der Baum geht ein. Als Gegenmittel werden die Bäume mit einer Kupferlösung besprüht. Die schwarze Schildlaus bekämpft man im biologischen Anbau statt mit Insektiziden mit ihren natürlichen Feinden, bestimmten Insektenarten.

Gefürchtete Fliege

Der gefürchtetste Schädling ist die Oleariafliege (Dacus oleae). Sie legt ihre Eier in den Oliven ab; die heranwachsenden Maden fressen die Oliven von innen her auf. Werden mit Maden befallene Oliven gepresst, ergibt das minderwertiges Öl. Normalerweise bekämpft man die Olivenfliege mit Pestiziden. Im ökologischen Landbau wird versucht, die Schädlinge mit Hilfe von Sexualduftstoffen von den Plantagen fernzuhalten.

Darüber hinaus ist man bemüht, Olivenhaine in optimalen Höhenlagen anzulegen, um eine natürliche Resistenz gegen Parasiten zu erwirken. Bäume im traditionellen Anbau werden seltener von Schädlingen befallen als auf Großplantagen, da die im Baum wohnenden Tiere für ein ökologisches Gleichgewicht sorgen.

In der Regel sind die meisten Schädlingsbekämpfungsmittel, die von den Bauern eingesetzt werden, wasserlöslich. D. h., sie werden beim Pressen in der Zentrifuge mit dem Fruchtwasser restlos vom Öl getrennt, das Öl bleibt also schadstofffrei.

Ein Blütenmeer

Den Bauern bedeuten ihre Bäume oft mehr als nur klingende Münze. Nicht selten wird besonders prachtvollen Exemplaren auch liebevoll ein Name gegeben.

Im Frühjahr, zwischen April und Juni, verwandeln sich die Olivenhaine in ein üppiges Meer von kleinen gelblich weißen Blüten, die einen zarten Duft verströmen. Der Blütenreichtum ist von der Natur vorgesehen, denn von 100 Blüten werden im Schnitt nur fünf zu Oliven. Die Bestäubung erfolgt durch den Wind, nicht durch Insekten.

Die Pracht dauert nur zwei bis drei Wochen, dann bildet sich im Blüteninneren der Stein, um den herum sich ganz allmählich das Fruchtfleisch ansetzt. Die Früchte wachsen in der Gluthitze des mediterranen Sommers nur langsam. Sind sie sanft hellgrün getönt, setzt die Lipogenese ein. So nennt man die Umwandlung des Fruchtzuckers und der Fruchtsäure in Öl. Etwa ab Oktober haben die Früchte ihre typische Größe erreicht.

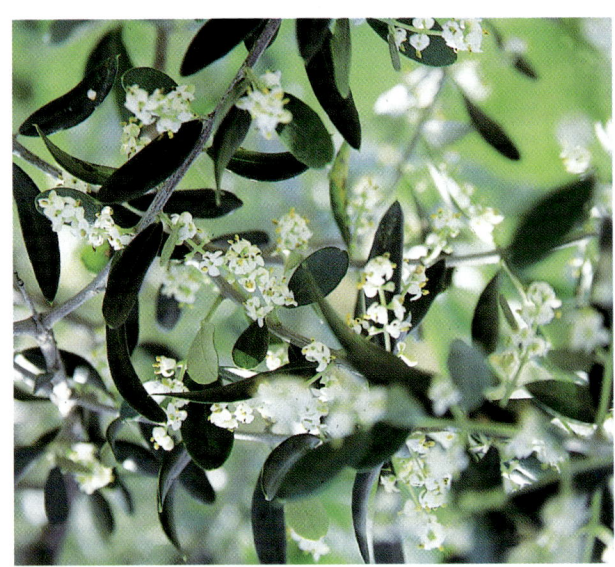

Der Olivenbaum im Frühjahr: eine gelblich weiße Augeweide, die jedoch nur von kurzer Dauer ist.

Grüne und schwarze Oliven

Oliven sind Steinfrüchte mit reichlich Fruchtfleisch. Sie bestehen jeweils aus Schale (Epikarp), Fruchtfleisch (Mesokarp) und einem spindelförmigen Stein (Endokarp), der zwei Samenkörner enthält.

Grüne und schwarze Oliven sind nicht zwei unterschiedliche Sorten, wie manchmal angenommen wird. Jede Olive ist im unausgereiften Zustand grün und verfärbt sich mit zunehmender Reife je nach Sorte bräunlich, rötlich oder violett und schließlich schwarz.

Im Verlauf der Reifung verändert die Olive ihre Zusammensetzung. Der Ölgehalt nimmt zu und erreicht je nach Sorte zwischen 15 und 45 Prozent des Fruchtgewichts. Zur Ölgewinnung werden meist die dünnfleischigen, fettreichen Oliven verwendet, wohingegen Oliven, die zum Verzehr bestimmt sind, ein dickes, aber fettärmeres Fruchtfleisch haben.

In Mittelmeerländern ist es üblich, aus weniger guten Ernten Tafeloliven zu bereiten und die Bäume zur Gewinnung von Olivenöl dann wieder ein bis zwei Jahre pausieren zu lassen.

Grüne und späte Ernte

Oliven, die grün geerntet werden, verarbeitet man meist zu Tafeloliven weiter. Es wird aber auch Öl aus grünen Oliven gepresst. Diese »grünen« Öle schmecken eher herb und werden gerade deswegen von Ölkennern sehr geschätzt.

Die grünen Oliven kommen bereits Ende September vom Baum. Sie sind dann noch hart und knackig. Man spricht von der grünen Ernte. Um den 25. November, wenn das Thermometer auch im Mittelmeerraum erstmals den Gefrierpunkt anpeilen kann, wird mit der Ernte der reifen Öloliven begonnen. »An Allerheiligen die Olive in der Hand, an Weihnachten das neue Öl«, sagt ein altes französisches Sprichwort. Die »späte Ernte« kann je nach Sorte bis in den Februar dauern.

Außer dem Reifegrad der Oliven, der Sorte und dem Jahrgang bestimmen auch die Bodenbeschaffenheit, der Standort der Bäume und die Witterung, besonders die Sonnenscheindauer, die Qualität des Öls.

Die Ernte macht die meiste Arbeit

Das Ernten der empfindlichen Oliven ist sehr aufwändig und bedarf, um später gutes Öl gewinnen zu können, großer Sorgfalt. Sind die Früchte überreif oder werden sie beim Pflücken beschädigt, löst dies Reaktionen aus, die zu einem qualitativ schlechteren, in letzter Konsequenz sogar verdorbenen Öl führen können.

Wichtig ist auch, dass die Früchte rasch zur Presse kommen. Um eine sehr gute Ölqualität zu erzielen, sollten zwischen der Olivenernte und der Pressung höchstens zwei bis drei Tage liegen. Die Oliven sollten zu Öl verarbeitet werden, ehe natürliche Gärungsprozesse einsetzen, die das Öl entwerten. Im Durchschnitt liefert ein Baum etwa 20 bis 50 Kilogramm Früchte im Jahr, obwohl auch Spitzenwerte von über 100 Kilogramm vorkommen. Aus etwa fünf Kilogramm Oliven wird ein Liter Öl gepresst.

In jedem Mittelmeerland gehen mit der Olivenernte auch traditionelle Erntefeste einher, die je nach Region mehrere Tage lang dauern und von viel Tanz und Musik begleitet werden.

Traditionelle Handarbeit

Die älteste und arbeitsintensivste Erntemethode ist das Pflücken von Hand. Die Pflücker stehen auf Leitern und streifen mit der Hand oder auch mit kleinen, kammartigen Rechen die Früchte von den Zweigen und legen sie in einen Korb, den sie um die Taille geschnallt tragen. So werden von Olivenbauern mit kleineren Hainen und in steileren Hanglagen, wo Maschinen nicht einsetzbar sind, noch heute die Oliven eingebracht. Dabei lassen sich reife Früchte leichter von den Zweigen lösen als die grünen. Ein routinierter Pflücker schafft bis zu 100 Kilogramm Oliven am Tag. Diese Erntemethode ist sehr mühsam, denn die Früchte haften sehr fest am Baum, und die Arbeit fällt immer in die kalte und unwirtliche Jahreszeit.

»Künstliches Fallen«

Rascher geht die Ernte, wenn man unter den Bäumen Netze ausbreitet oder am Boden Matten auslegt, auf denen die Oliven weich landen können. Die Erntearbeiter schlagen mit langen Stöcken oder entsprechendem Gerät auf die Äste, bis die Oliven herunterpurzeln. Diese Erntemethode ist bei mittelgroßen ölproduzierenden Betrieben gebräuchlich.

Falloliven

In manchen Regionen wartet man einfach ab, bis die Früchte von selbst abfallen und liest sie dann auf. Eine andere Form der Ernte kommt bei sehr hohen und alten Bäumen oft gar nicht infrage. Werden die Früchte rasch aufgeklaubt und sogleich weiterverarbeitet, so hat dies keine negativen Auswirkungen auf das Ölaroma.

Sind die Früchte jedoch angeschlagen oder bleiben sie lang am Boden liegen, fangen sie an zu gären, wodurch sich unangenehme Geschmacksstoffe im Öl bilden.

Maschinelles Rütteln

Auf Großplantagen werden Erntemaschinen eingesetzt. Dazu muss allerdings zwischen den einzelnen Bäumen ein bestimmter Abstand bestehen. Zur Ernte wird ein Tuch trichterförmig direkt unter dem Baum aufgespannt, und die Maschine schüttelt den Baum kräftig durch, bis alle Oliven in das Tuch gefallen sind. Nach dem Pflücken schüttet man die Ausbeute durch ein Sieb, in dem Blätter, Zweige und Stängel hängen bleiben.

Olivenbauern im südspanischen Andalusien haben in den 1990er Jahren eine Petition an die Europäische Kommission in Brüssel eingereicht, nach der künftig mehr Subventionsgelder dem traditionellen Anbau zufließen sollen. Begründung: Maschinelles Ernten zerstöre die Böden und töte die im Baum lebenden Tiere.

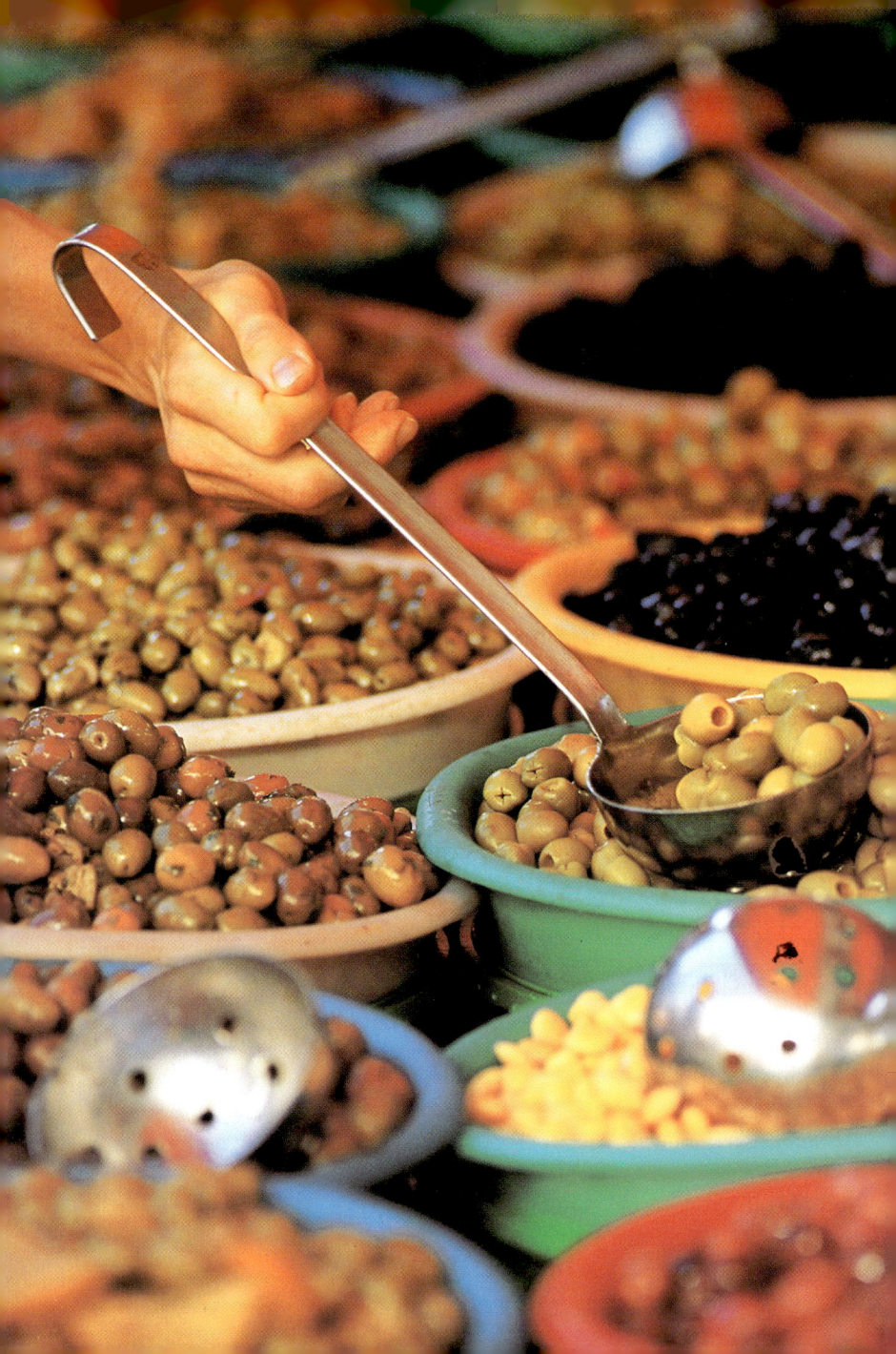

Alles über Tafeloliven

Das Angebot an Speiseoliven ist breit gefächert, und bestimmt ist für jeden Gaumen etwas dabei. Es gibt Steinfrüchte mit grüner, schwarzer, brauner oder violetter Färbung und in entsprechenden Reifegraden. Sie sind je nach Sorte klein, mittel oder »super grande«, oval, länglich oder rund. Der Verbraucher hat die Wahl zwischen Oliven mit oder ohne Kern und zwischen einer Vielzahl gefüllter Oliven. Es gibt in Essig oder fein gewürztem Öl marinierte oder einfach nur in Salzlake eingelegte Oliven. Nicht zuletzt unterscheidet man qualitativ hochwertige Biooliven mit exquisit-ausgeprägtem Aroma von eher fader Allerweltsware.

Olivensorten

Oliven, die zu Tafeloliven verarbeitet werden, sollten unbeschädigt und fleischig sein und einen hohen Zuckeranteil haben. Es handelt sich meist um ganz bestimmte Sorten von Früchten, von denen hier nur eine kleine Auswahl der bekanntesten vorgestellt werden kann.

Ebenso wie das Öl unterschiedliche Geschmacksrichtungen aufweisen kann, haben Tafeloliven je nach Herkunftsort ein ausgeprägtes Grundaroma, das durch die Füllung betont wird. Jedes Land und in ihm jede Region kennt Spezialrezepte zum Einlegen der wertvollen Früchte. Die Füllung kann aus roten Paprikastreifen, Sardellen, Anchovis, Mandeln oder Zwiebeln bestehen. Ebenso gut schmecken grüne Oliven, die beispielsweise mit Kräuterpasten oder gehackten Peperoncini und Knoblauch gefüllt sind.

Insgesamt werden weltweit ca. eine Million Tonnen Tafeloliven pro Jahr verzehrt. 90 Prozent aller auf den Markt kommenden Oliven sind durch Aromastoffe geschmacklich verfeinert, der Rest ist Olive pur.

Dieses Bild kennt man auch bei uns aus diversen Feinkostläden: Oliven gibt es in vielen verschiedenen Farben, Formen und Geschmacksrichtungen.

Grüne Oliven

Bei den grünen Essoliven handelt es sich um unreife Früchte. Sie sind weniger ölreich und haben ein festeres Fruchtfleisch als voll ausgereifte schwarze Oliven. Grüne Oliven sind von einer pikanten Fruchtigkeit.

Zu den beliebtesten grünen Speiseoliven zählen:

▶ Die Salonenque aus Salon-de-Provence

▶ Die Picholine aus Frankreich; sie heißt zwar »die Kleine«, ist aber groß und fleischig

▶ Die Lucque aus Frankreich, länglich mit festem Fruchtfleisch

▶ Die Ascolane, eine große Olive aus Italien

▶ Die Liguria, eine braune, geschmacksintensive Sorte aus Italien

▶ Die Gordial, eine sehr große Grüne aus Spanien

▶ Die italienische Calabrese

▶ Die große Cerignola aus Italien, die man oft auf der Pizza findet

▶ Die mittelgroße Manzanillo, die in Spanien und Kalifornien angebaut wird; sehr schmackhaft und fettarm

Frisch gekaufte Oliven sind nur begrenzt haltbar und sollten rasch aufgebraucht werden. Alte Früchte haben einen ranzigen Geschmack oder fangen zu schimmeln an.

Schwarze Oliven

Schwarze Oliven sind ausgereift und daher viel ölhaltiger und natürlich auch kalorienreicher als die grünen. Ihr Fleisch ist nicht mehr fest, sondern butterweich. Schwarze Oliven schmecken mild, manchmal sogar leicht süßlich. Außerdem sind sie weniger fruchtig als grüne Oliven.

Zu den begehrtesten schwarzen Oliven zählen:

▶ Die sehr kleine Cailletier aus Nizza, ideal für den Salade niçoise

▶ Die mandelförmige Kalamata aus Griechenland

▶ Die Souris aus Israel

Braune Oliven

Braune Oliven sind Oliven, die nicht mehr ganz unreif und noch nicht ganz reif sind. Auch geschmacklich sind sie zwischen grünen und schwarzen anzusiedeln. In ihnen vereint sich die pikante Schärfe der grünen mit der feinen Milde schwarzer Oliven.

Bekannte rötlich braune französische Sorten sind:
▶ Die rötliche und fleischige Grossane aus dem Vallée des Baux
▶ Die große, runde Tanche mit köstlich mildem Geschmack aus der Gegend um Nyons

Nicht vom Baum in den Mund

Frisch vom Baum in den Mund, das geht bei Oliven leider nicht. So manchem, der schon einmal eine frisch geerntete Olive gekostet hat, ist die Lust auf Oliven für länger vergangen. Denn die frisch gepflückte Frucht schmeckt außerordentlich bitter und ist praktisch ungenießbar. Außer Wasser, Fruchtzucker, Proteinen und Farbstoffen (wie etwa Chlorophyll) verbirgt sich in Oliven auch Oleuropein, ein phenolähnliches Glykosid, das für die Bitterkeit verantwortlich ist.

Der Gehalt an diesem Bitterstoff reduziert sich jedoch in der Frucht während der Lipogenese, der Umwandlung von Fruchtzucker und Säure in Öl, also während des Reifeprozesses. Deswegen schmecken schwarze, vollreife Oliven auch weniger bitter als die noch unreifen grünen.

Die Bitterstoffe verflüchtigen sich zum Großteil, wenn man Oliven in Wasser und Salz einlegt. Tafeloliven müssen deshalb grundsätzlich in ein mehrtägiges Wasserbad gegeben werden.

Von Kaiser Konstantin II. aus Byzanz (905–959) ist überliefert, dass er Oliven als ebenso köstliche Spezialität schätzte wie den auch damals schon heiß begehrten Kaviar. Laut kaiserlicher Order durften Oliven auf keiner seiner festlichen Tafeln fehlen.

Wie aus Oliven Tafeloliven werden

Beim Einlegen der Oliven wird den Früchten nicht nur ein Großteil der Bitterstoffe und der unverdaulichen Stärke entzogen. Sie reifen auch nach und werden gleichzeitig auf natürliche Weise konserviert. Erst dann können die Oliven Tafeloliven genannt werden und sind zum Verzehr geeignet. Auf chemische Entbitterungs- und Konservierungsstoffe kann dabei vollständig verzichtet werden. Bei der industriellen Verarbeitung von Oliven hingegen ist das leider oft nicht der Fall.

Ausgrabungen in Pompeji lassen darauf schließen, dass schon die alten Römer mit Hilfe von Meerwasser den frisch ge-pflückten Oliven die Bitterstoffe entzogen haben.

So legt man frische Oliven schonend ein

Die ganzen, frischen Früchte bleiben etwa zehn Tage lang in klarem Wasser liegen, das regelmäßig erneuert werden muss. Anschließend beizt man die Ölfrüchte in Salzlake. Diese Prozedur wird mehrfach wiederholt, bis die Oliven nicht mehr bitter sind und das Fruchtfleisch weich, aber noch knackig ist. Bei reifen schwarzen Oliven geht das schneller als bei unreifen grünen. Biooliven für den deutschen Markt werden bis zu achtmal gesalzen und gewässert.

Danach ziehen die Oliven in einer aromatischen Mischung, die – je nach Land und Rezept – aus bestimm-

Inhaltsstoffe der grünen Olive

100 Gramm grüne (ungefüllte) Oliven enthalten im Durchschnitt

• 131 kcal	• 2250 mg Natrium	• 55 mg Vitamin A
• 549 Joule	• 49 mg Kalium	• 0,03 mg Vitamin B1
• 1,4 g Eiweiß	• 96 mg Kalzium	• 0,08 mg Vitamin B2
• 13,3 g Fett	• 17 mg Phosphor	• 0,5 mg Niazin
• 3,9 g Kohlenhydrate	• 1,7 mg Eisen	• 12 mg Vitamin E

ten Kräutern, Gewürzen, Knoblauch, Chili, grünem oder schwarzem Pfeffer, Zitronensaft, Bitterorangen, getrockneten Zitronen oder auch Harissa, einer scharfen Gewürzpaste, bestehen kann. Manche südländische Hausfrau lässt ihre grünen Oliven bis zu einem Jahr in der Würzmarinade ziehen.

Drücken oder stechen

Nach einer anderen Methode werden die Früchte lagenweise in Tonkrüge geschichtet, wobei jede Lage mit Salz bedeckt wird. Die Prozedur des Entbitterns und Konservierens auf natürliche Weise geht rascher vonstatten, wenn die Oliven vor dem Einlegen leicht gedrückt oder (wie in Griechenland üblich) mit Nadeln eingestochen werden. Allerdings sind angeschlagene Früchte nicht so lang haltbar. Die antibakterielle Wirkung des Öls verliert dadurch an Intensität.

Jeder Olivenhersteller hat seine eigenen, meist geheimen Methoden, um den Oliven eine bestimmte Konsistenz und ein ganz spezielles Aroma zu verleihen.

Die billige Methode

Mit Natronlauge, Eisenoxid und Salizylsäure

Billige, industriell aufbereitete Oliven werden mit einer konzentrierten Sodalösung oder durch Einweichen in Natronlauge entbittert. Danach erfolgt eine Blitzbeize in starker Salzlake. Indem man Oliven mit synthetischer Milchsäure versetzt, wird der natürliche Fermentationsprozess abgekürzt. Der Vorgang des Entbitterns geht dadurch schneller und ist entsprechend billiger.

Für eine intensiv schwarze Olivenfarbe, wie sie manche Verbraucher wünschen, wird mittels Eisenoxid nachgeholfen. »Gleichmäßig pechschwarze Oliven sind immer

Für die berühmten Olives cassées aus der Provence werden grüne Salonenque-Oliven mit einem Hammer leicht gequetscht und in ein Wasserbad gelegt. Danach werden die Oliven in Salzlake mit einem Fenchelzusatz eingelegt.

künstlich behandelt«, sagt Olivenexperte Thomas Hörl von Bioverde-Oliven. An sich ist die Olivenfarbe changierend, schwarze Früchte gehen eher ins Braunviolette. Eine Ausnahme stellt die griechische Kalamata-Olive dar: Nur sie ist wirklich schwarz.

Früchte minderer Qualität werden oftmals pasteurisiert (kurzzeitig auf ca. 80 °C erhitzt) oder mit Sorbin-/Salizylsäure konserviert. Bei »Industrieoliven« muss davon ausgegangen werden, dass meistens die billigste Methode zur Anwendung kommt, auch wenn es auf Kosten des Geschmacks, der Qualität und des gesundheitlichen Nutzens der Oliven geht.

Das Entkernen der Oliven wirkt sich ein wenig geschmacksmindernd aus. Oliven mit Stein haben stets das intensivere Olivenaroma.

Auf Qualität setzen

Fachleute sind einhellig der Meinung, dass chemisch gereifte Oliven es eigentlich nicht mehr verdienen, als Essoliven bezeichnet zu werden. Es ist sinnvoller, statt auf Quantität auf Qualität zu setzen. In Feinkostgeschäften,

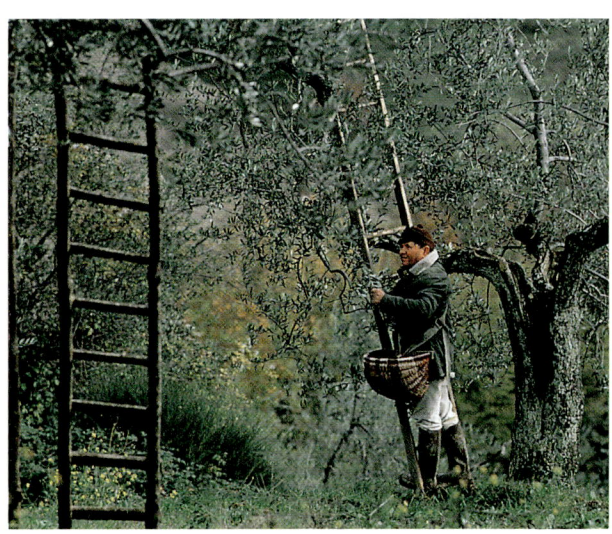

Das Ernten der Oliven: die aufwändigste Arbeit bei der Olivenölherstellung.

Naturkostläden oder im Fachhandel kann davon ausgegangen werden, dass chemisch unbehandelte Ware angeboten wird, die mittlerweile auch zu vernünftigen Preisen zu haben ist.

Gute Industrieoliven

Nicht alle industriell aufbereiteten Oliven stellen unbedingt denaturierte Nahrungsmittel dar. Das Einlegen von Oliven im großen Stil geht auch sehr gut auf behutsame Weise und ohne chemische Konservierungsstoffe. Allerdings dauern diese Verfahren wesentlich länger und erzwingen höhere Endverbraucherpreise.

Bei einer sorgsamen industriellen Verarbeitung laufen die gewaschenen Oliven zunächst über Förderbänder, wo unreife, beschädigte oder zu kleine Früchte aussortiert werden. Dann werden die Früchte je nach Größe maschinell klassifiziert. Anschließend ruhen die Ölfrüchte in riesigen Kunststofftanks für etwa fünf Monate im Salzlakebad. Durch den Gärungsprozess wird das Olivenfruchtfleisch weich. Nach dem Abtropfen lagert man die Oliven für einen Tag an der Luft, was eine leichte Oxidation zur Folge hat. Grüne Oliven zum Füllen werden nun entkernt. Schwarze Oliven gibt es praktisch nur ungefüllt. Das Füllen geschieht bei den extragroßen »Mammut«-Oliven manchmal noch von Hand, bei den übrigen auf maschinelle Weise. Anschließend kommen die Oliven kurz in die Kühlung. Dann werden sie luftdicht verpackt, oder man füllt sie mit Salzlake oder einer Salz-Essig-Marinade in Gläser, Dosen oder für Großverbraucher in Fässer.

Feine Oliven gelangen mit Olivenöl, frischen Kräutern, Knoblauch oder mariniert in den Handel. Die Ölmarinade in den Gläsern lässt sich übrigens bestens als Salatöl verwenden.

Die beliebteste Olivenfüllung ist immer noch der spanische »Pimiento«. Pimientos sind kleine rote Paprikaschoten von leicht süßlichem Geschmack, die vor allem in Spanien und auf Sizilien gedeihen. Die Schoten werden in Streifen geschnitten und eine Zeit lang in Öl mariniert, ehe sie den Platz anstelle des Kerns in der Olive einnehmen.

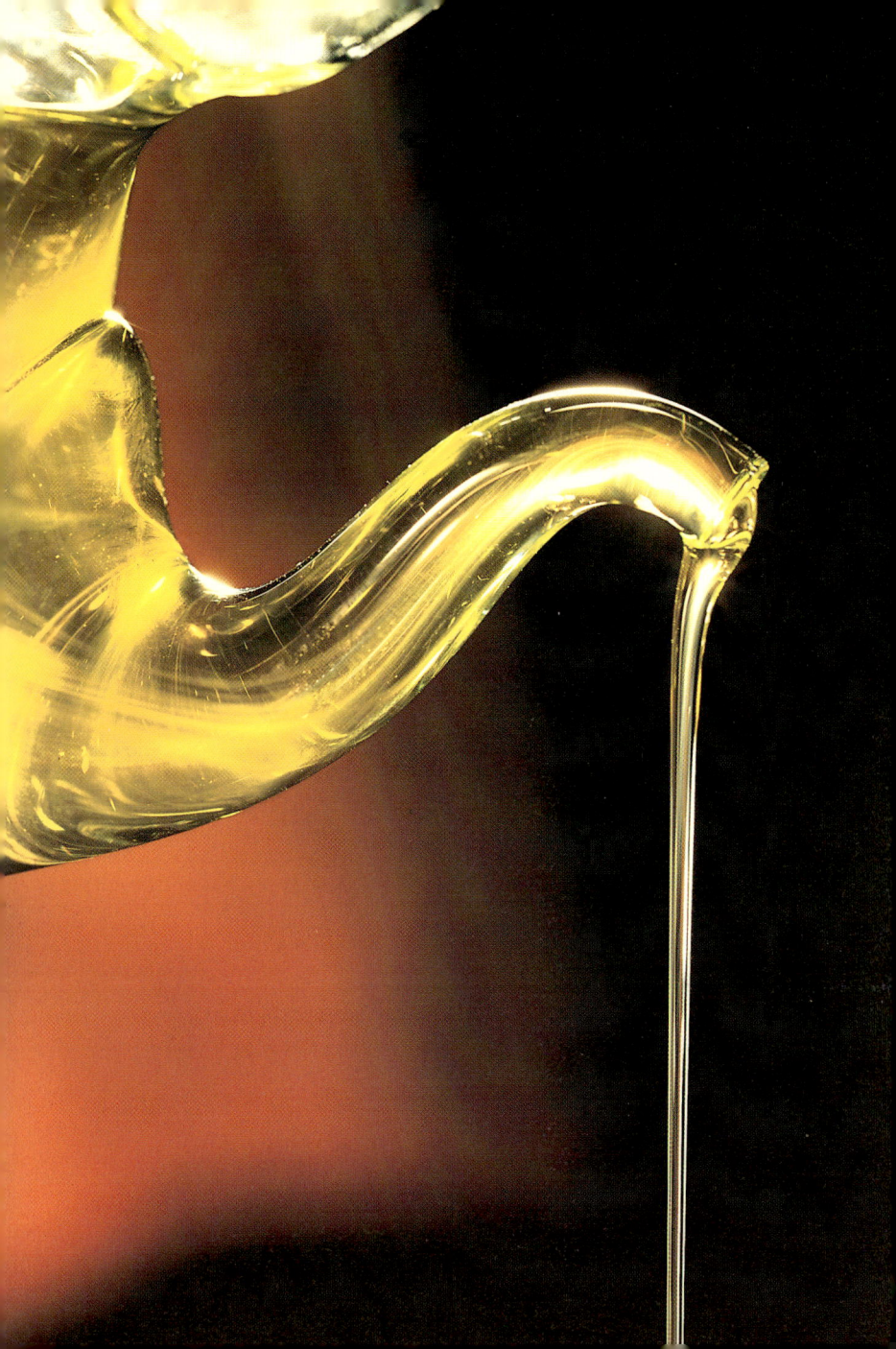

Das Olivenöl

Anbau, Pflege, Ernte und Verarbeitung der Oliven sind sehr aufwändig. Wer bestes Öl produzieren möchte, muss viel Sorgfalt dazu aufwenden. Jedes Jahr finden in Mittelmeerländern Ölwettbewerbe statt, bei denen die besten Ölmühlen preisgekrönt werden, um anschließend Premiumöle auf den Markt zu bringen. Olivenöl wird in unterschiedlichen Herstellungsverfahren gewonnen und abschließend in verschiedene Güteklassen eingeteilt.

Schonende Ölgewinnung

Seit Jahrtausenden hat sich am Prinzip der Ölherstellung nichts geändert, auch wenn die Techniken mittlerweile verbessert wurden und Ölerzeugung im großen Stil vorwiegend maschinell vor sich geht.

Die Gewinnung des Olivenöls erfolgt wie eh und je in drei großen Schritten: zermahlen, pressen und dekantieren bzw. zentrifugieren.

Die Ölherstellung in historischer Zeit

In der Frühzeit des Ölpressens zerquetschte man die Oliven in einem Steinmörser oder auch per Beinarbeit, indem man mit Holzschuhen auf die Oliven stampfte. Dann mischte man etwas warmes Wasser unter den Brei und brauchte nur noch abzuwarten, bis sich das leichtere Öl an der Oberfläche des wässrigen Fruchtbreis sammelte und abgeschöpft werden konnte.

Auf diese Weise hergestelltes Öl war zwar äußerst delikat und sehr gesund, ein Öl von allererster Güte sozusagen, doch die Methode war nicht sehr ergiebig: Es blieb stets sehr viel Öl im Fruchtfleisch zurück.

In Südspanien blieb bis ins 19. Jahrhundert hinein der Besitz von Ölmühlen ein Privileg der Aristokraten. Noch im 20. Jahrhundert, während der Franco-Diktatur, wurden Olivenbauern als Leibeigene gehalten – der Ertrag in Millionenhöhe fiel einer Hand voll Großgrundbesitzern zu.

Ohne Olivenöl ist die moderne Küche nicht mehr denkbar. Sein Geschmack gibt ihr nicht selten den letzten Pfiff.

Das Zermahlen im Kollergang

Nach der folgenden überlieferten Vorgehensweise werden bis heute in kleinen und mittleren Ölmühlen die Oliven zermahlen.

Zuerst werden die Früchte sorgsam gewaschen, damit keine Verunreinigungen ins Öl gelangen. Dann schütten die Ölmüller die Oliven in eine riesige Stein- oder Metallschüssel, in der Mühlsteine aus Granit rotieren. Hier werden die ganzen Früchte mitsamt den Kernen zu einem dicken, öligen Brei, der Maische, vermahlen. Die Zellmembranen im Olivenfruchtfleisch werden auf diese Weise geöffnet, und das Öl wird freigesetzt. Man nennt diesen Vorgang Kollergang. In den Kernen befinden sich wertvolle Biostoffe, die das Öl zusätzlich anreichern. Früher wurden die schweren Mühlsteine von Menschen, später von Tieren, meist Eseln, in Bewegung gesetzt. Heute werden sie elektrisch angetrieben.

Ölmühlen, die etwas auf sich halten, pressen die kostbaren Früchte zwischen Naturfasermatten und verzichten auf das leichter zu handhabende Plastik.

Das Pressen

Nach dem Zermahlen wird der Olivenbrei einige Zentimeter dick auf runde Pressmatten aus Hanf, Kokosfasern oder aus Kunststoff gestrichen. Die Matten haben ein Loch in der Mitte und werden auf ein Stahlrohr gesteckt. Etwa 30 bis 50 Matten stapelt man zu einem Turm übereinander. Der Mattenturm wird dann von einer hydraulischen Presse mit einem Druck von 200 bis 400 Atü zusammengedrückt. Unten fließt eine Emulsion aus Öl und bitterem Olivenfruchtwasser in einen Auffangbehälter.

Auf den Matten bleiben die festen Bestandteile, also das ausgepresste Fruchtfleisch, die Schalen und Kernreste, zurück. Wie beim Wein spricht man bei diesen Resten von Trester. Eiweißreicher Oliventrester dient u. a. als

Viehfutter in der Landwirtschaft, spielt bei der Seifenherstellung eine Rolle oder wird als Heiz- und Isoliermaterial verwendet.

Zentrifugieren, filtern, abfüllen

Nach dem Pressen wird das Fruchtwasser-Öl-Gemisch in große, manchmal unterirdische Auffangbecken aus Stein, Ton oder Metall geleitet. Hier ruht die Flüssigkeit mehrere Tage, bis sich das leichtere Öl an der Oberfläche sammelt, während der Fruchtsaft am Beckenboden zurückbleibt. Immer wieder wird das reine Öl abgeschöpft oder abgegossen. Der Fachausdruck hierfür lautet dekantieren. Bei dieser Methode muss äußerst sorgsam vorgegangen werden, da sonst Verunreinigungen entstehen, die das Öl schnell ranzig werden lassen. Immer öfter wird deshalb auch in traditionellen Ölmühlen mit leistungsstarken Zentrifugen gearbeitet, die das Öl mittels hoher Drehgeschwindigkeiten rasch und sauber vom Fruchtwasser scheiden.

Bevor das junge Öl in Flaschen abgefüllt wird, werden oft noch trübe Schwebeteilchen aus dem Öl gefiltert. Feinschmecker bevorzugen so genannte Mostöle, das sind ungefilterte, naturtrübe Öle mit einem besonders fruchtigen Geschmack.

Kostbares Tröpfchenöl

Die schonendste Art der Ölgewinnung ist die Tropföl-methode. Dabei wird das von dem Mattenturm heruntertropfende Öl direkt aufgefangen, noch bevor mit dem eigentlichen Pressvorgang begonnen wird. Man gewinnt sozusagen den puren Olivensaft. Der einzige Druck, der hierbei ausgeübt wird, stammt von dem Eigengewicht der übereinander gestapelten Matten. Das abtropfende Öl ist dunkler als gewöhnlich, weil es noch mit Frucht-

Was heute in deutschen Feinkostläden als Delikatesse verkauft wird, war über Jahrhunderte Grundnahrungsmittel der ärmsten Bevölkerung. Brot mit Öl war nicht selten die einzige Mahlzeit, die den Armen zur Verfügung stand.

wasser vermischt ist. Anschließend wird es in der Zentrifuge oder etwas langwieriger im Dekantierbecken vom Fruchtwasser getrennt.

Da die Ölausbeute bei der Tropfölmethode relativ gering ist, hat so genanntes Tröpfchenöl auch seinen Preis. Manchmal wird so ein Abtropföl hierzulande als Jungfernöl bezeichnet. Dieses Wort wurde von der früheren italienischen Bezeichnung »olio extra vergine« abgeleitet.

Tröpfchenöle bezieht man am besten bei der Ölmühle selbst. Die heiß begehrte Ware ist meistens schnell vergriffen.

Automatische Verfahren

Heute werden in Großbetrieben alle drei Schritte der Ölerzeugung maschinell vollzogen, wobei verschiedene Verfahren zum Einsatz kommen. Meist wird folgendermaßen vorgegangen: Das Zerkleinern der Oliven und das Zermahlen zu Brei erfolgt durch spezielle Maschinen mit scharfen, messerartigen Klingen. Der Olivenbrei wird anschließend in einem Rührwerk geknetet und mit etwa 25 bis 30 °C warmem Wasser ein wenig verdünnt. Dann wird im ersten Arbeitsgang die Masse in

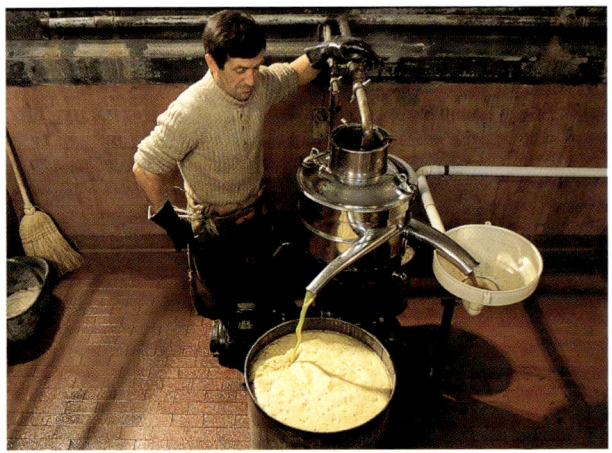

Das Pressen der Oliven: Neben der klassischen Methode mit Hilfe einer hydraulischen Presse gibt es heute auch automatisierte Verfahren.

eine erste Zentrifuge geleitet, die wie eine Wäscheschleuder die flüssigen von den festen Bestandteilen trennt. Dies ersetzt das klassische Pressen. Im zweiten Schritt scheidet eine weitere Zentrifuge das Öl vom Fruchtwasser.

Nun muss das Öl nur noch gefiltert und in Flaschen gefüllt werden. Auf diese vollautomatische Art und Weise können wesentlich mehr Oliven (bis zu vier Tonnen pro Stunde) in kürzester Zeit und bei konstanter Qualität verarbeitet werden.

Native Öle

Olivenöle, die die Bezeichnung »nativ« tragen, werden ausschließlich durch schonende mechanische Verfahren gewonnen. Eine andere Bezeichnung für nativ ist naturbelassen. Erlaubt sind nur waschen, zermahlen, pressen, dekantieren bzw. zentrifugieren und filtrieren. Es dürfen keine Fremdstoffe oder chemische Substanzen zugesetzt sein, und es darf keinerlei Hitze von außen zugeführt werden.

Etwas Wärme muss sein

Es ist nicht möglich, eine nennenswerte Menge Öl aus Oliven sowie aus anderen Ölfrüchten zu pressen, ohne dass sich dabei gewisse Temperaturen entwickeln, da Druck Wärme erzeugt. Dies ist ein physikalisches Gesetz. Die Temperatur, die bei der mechanischen Ölpressung entsteht, sollte aber keinesfalls so hoch sein, dass sie die Ölqualität mindert.

Wenn die Temperatur des Öls bei der Pressung in etwa der des menschlichen Körpers entspricht, also zwischen 30 und 40 °C liegt, ist es optimal. Auch Temperaturen bis zu 80 °C sind noch akzeptabel. Alles was darüber liegt, beeinträchtigt die Ölqualität in starkem Maß.

»Nativ« bedeutet eigentlich ursprünglich und weist auf die schonende Gewinnung des Öls ohne Zusatzstoffe oder Fremdverfahren hin.

»Kaltgepresst« – ein problematischer Begriff

Der früher gebräuchliche Begriff »kaltgepresst« ist problematisch. Er besagt nämlich nur, dass beim Pressen keine Hitze von außen zugeführt wird. Welche Temperatur »von innen«, also durch den Pressdruck entsteht, ist damit nicht beschrieben. Je nachdem, wie groß der Pressdruck ist, kann das Öl bis zu 90, manchmal sogar über 100 °C heiß werden. (Je höher der Druck, umso größer die Ölausbeute.) So ein Öl darf dabei immer noch als »kaltgepresst« angeboten werden. Öle, die auf 85 °C erhitzt werden, haben jedoch bereits eine veränderte Struktur, wie chemische Analysen beweisen. Sie enthalten geschmacklich unerwünschte Substanzen.

Der Begriff »kaltgepresst« sagt auch nichts darüber aus, ob nicht vor oder nach der Pressung eine gewisse Erhitzung erfolgte, was die Ölqualität natürlich ebenfalls mindern würde.

Wegen seiner Widersprüchlichkeit wird der Begriff »kaltgepresst« für Olivenöl kaum mehr verwendet. Seit einem internationalen Übereinkommen von 1979 besteht die gesetzliche Verpflichtung, Öle, die rundum schonend hergestellt werden und wirklich naturbelassen sind, als »nativ« auszuweisen.

Unerwünschte Begleitstoffe

Bei der Gewinnung nativer Olivenöle wird auf jede chemische Behandlung und Reinigung des Öls verzichtet. Das macht sie auch für die Gesundheit so wertvoll, da alle Vitamine und essenziellen Fettsäuren enthalten bleiben. Trotzdem müssen auch bei guten Ölen einige Grenzwerte beachtet werden.

Freie Fettsäuren – so wenig wie möglich

Unerwünschte Begleitstoffe im Olivenöl sind beispielsweise freie Fettsäuren. Je mehr freie Fettsäuren ein Öl aufweist, desto minderwertiger ist es. Es schmeckt dann leicht säuerlich oder kratzig. Eine Menge freier Fettsäuren gelangen ins Olivenöl, wenn bei der Verarbeitung nachlässig vorgegangen wurde, die Früchte beim Pflücken angeschlagen oder zu lang gelagert wurden, oder wenn sie durch Sturm oder Schädlingsbefall herabgefallen sind und als Folge davon natürliche Fermentationsprozesse (Gärung) bereits eingesetzt haben.

Bei der Gärung gelangen zu viele fettspaltende Enzyme ins Öl, die die Fettsäuren von den Fettmolekülen (Triglyzeriden) abspalten. Eine derartige »fermentative Fettspaltung« kann das Öl schlimmstenfalls ungenießbar machen.

Olivenöle aus dem Naturkosthandel

Die im Bundesverband Naturkost Naturwaren (BNN) zusammengeschlossenen Ölproduzenten haben die Qualitätsrichtlinien für alle im Naturkosthandel erhältlichen Olivenöle bindend festgelegt. Sie gehen über das hinaus, was das Lebensmittelrecht fordert, auch darüber, was die Güteklassen für Olivenöl aussagen. Folgende Bestimmungen gelten für Olivenöl und für Tafeloliven aus dem Naturkosthandel, sozusagen für Bioolivenöle und Biooliven:

● Die Rohstoffe sind hochwertig und müssen aus kontrolliert biologischem Anbau stammen, dürfen also nicht mit Pestiziden behandelt worden sein, wie sie gegen Olivenschädlinge oft eingesetzt werden.
● Die Oliven werden regelmäßig auf unerwünschte Rückstände hin untersucht.
● Die Pressung erfolgt rein mechanisch, es gibt keine Extraktion oder Raffination.
● Bei der Verarbeitung von Olivenöl sind Temperaturen bis maximal 40 °C zulässig.
● Die Olivenöle unterliegen regelmäßigen Qualitätskontrollen.

Olivenöl der nach EU-Norm höchsten Güteklasse »extra nativ« darf nicht mehr als ein Gramm freie Fettsäuren pro 100 Gramm Öl enthalten. Exzellente extra native Öle liegen mit 0,15 bis 0,5 Prozent noch weit darunter.

Ölschädigende Einwirkungen

Ungesättigte Fettsäuren, aus denen Olivenöl zum Groß-teil besteht, sind, chemisch gesehen, aufgrund ihrer Doppelbindungen instabil. Durch das Einwirken von Licht, Wärme und durch den Kontakt mit bestimmten Metallen (z. B. Gerätschaften aus Kupfer oder Eisen) reagieren sie mit Luftsauerstoff, sie oxidieren und zersetzen sich. Die Doppelbindungen werden dabei gespalten und gehen andere Verbindungen ein. Es entstehen Zersetzungsprodukte wie Polymere, Peroxide oder andere unerwünschte Stoffe. Sie wirken sich nachteilig auf Geruch und Geschmack des Öls aus und können sogar giftige Wirkung haben. Das Öl schmeckt dann ranzig oder modrig.

Fettsäuren bestehen aus einer Reihe von 4 bis 24 Kohlenstoffatomen, an denen eine bestimmte Anzahl Wasserstoffatome hängen. Können keine Wasserstoffatome mehr aufgenommen werden, spricht man von gesättigter Fettsäure.

Die Peroxidzahl gibt bei einer chemischen Analyse Auskunft über die Frische eines Öls. Native Olivenöle dürfen maximal 20 Milliäquivalent Sauerstoff pro Kilogramm Öl (meq O_2/kg) aufweisen. Gute Öle liegen noch deutlich darunter. Und grundsätzlich gilt, dass Olivenöle im Gegensatz zu anderen Ölen, die einen höheren Anteil an mehrfach ungesättigten Fettsäuren aufweisen, wesentlich oxidationsbeständiger sind.

Mogeln beim Olivenöl

Importeure versichern, dass es nicht möglich sei, dem Endverbraucher ein wirklich schonend gepresstes Olivenöl unter 15 DM pro Liter anzubieten. Liegt der Preis darunter, so behaupten sie, handelt es sich oft um stärker erhitzte Öle oder sogar um Ölverschnitte. Dazu ist jedoch zu vermerken, dass laut Stiftung Warentest eine Reihe preiswerter nativer Olivenöle keinerlei Anhaltspunkte lieferten, die auf Verarbeitungsmängel schließen ließen.

Erfreulich an den Untersuchungsergebnissen der Verbraucherschutzorganisation war: Nichts zu beanstanden gab es hinsichtlich der freien Fettsäuren, die ein Öl ranzig oder sauer schmecken lassen. Auch waren die Öle nicht über Gebühr mit Licht, Luft, Wärme oder Metallen in Berührung gekommen, also nicht oxidiert.

Die Güteklassen

Für die wichtigsten Güteklassen von Olivenöl hat die Kommission der Europäischen Union nach einer Verordnung vom 11. Juli 1991 detaillierte Richtlinien erlassen. An die von der EU festgelegten Qualitätsnormen müssen sich alle Mitgliedsstaaten und alle Ölhersteller halten. Das bedeutet, dass beispielsweise ein Aceite de oliva virgen extra aus Spanien die gleiche Qualität haben muss wie ein entsprechendes Öl höchster Güte aus Griechenland oder Frankreich.

Von 20 »nativ extra« Ölen, die die Stiftung Warentest 1999 untersucht hatte, entsprach die Hälfte nicht der zu erwartenden Qualität.

Auf gute Qualität sollte man bei Olivenöl stets achten. Bei dem reichhaltigen Angebot ist das nicht ganz einfach, die Güteklassen geben jedoch eine Hilfestellung.

Die Güteklassen beziehen sich auf von der EU exakt festgelegte Merkmale. Wie ein Olivenöl eingestuft wird, hängt vor allem vom Anteil freier Fettsäuren im Öl ab, die neben anderen Einflussgrößen Geschmack und Geruch des frisch gepressten Öls bestimmen. Man spricht dann von den sensorischen Eigenschaften des Öls. Nicht zuletzt spielt auch die Ölfarbe eine gewisse Rolle. Die Einordung in Güteklassen erfolgt durch unabhängige Beurteiler nach einheitlichen Bewertungsmaßstäben. Nach der Olivenölverordnung unterscheidet man neun verschiedene Güteklassen. Die wichtigsten sind:

▶ **Natives Olivenöl extra**
Olivenöl bester Qualität, das höchste Ansprüche an Geruch und Geschmack erfüllt; maximaler Anteil an freien Fettsäuren: ein Gramm je 100 Gramm Öl

▶ **Natives Olivenöl**
Öl von einwandfreiem Geruch und Geschmack; Anteil an freien Fettsäuren: maximal zwei Gramm je 100 Gramm Öl

▶ **Olivenöl**
Eine Mischung aus raffiniertem und nativem Olivenöl; Anteil an freien Fettsäuren: maximal 1,5 Gramm pro 100 Gramm Öl

▶ **Oliventresteröl**
Raffiniertes Oliventresteröl gemischt mit nativem Olivenöl; Anteil an freien Fettsäuren: maximal 1,5 Gramm je 100 Gramm Öl

Bei Oliventresteröl handelt es sich um Speiseöl der niedrigsten Qualitätsstufe – sozusagen das schwarze Schaf in der Olivenölfamilie. Man verwendet es höchstens zum Braten, Frittieren oder für Marinaden. Dieses Öl verbreitet auch den unangenehmen, beißenden Geruch in so mancher südländischen Großküche, der das Olivenöl zu Unrecht unpopulär machte.

Um Olivenöl populärer zu machen, organisiert und finanziert die Europäische Union Kampagnen zur Förderung des Olivenölverbrauchs.

Extra nativ auch extra teuer?

Bei Olivenölen lassen sich sehr große Preisunterschiede feststellen. Die Bandbreite für den Liter eines extra nativen Olivenöls bewegt sich etwa zwischen 8 und 50 DM, wobei die preiswerten nicht unbedingt Billigware und die teuren nicht zwingend Premiumöle sein müssen. Das hängt auch damit zusammen, dass es viele kleinere Ölerzeuger gibt, die in der Preisgestaltung mit Großanbietern zwangsläufig nicht mithalten können.

Generell sind native Olivenöle teurer als die Güteklasse »Olivenöl«, die zu einem undefinierten Prozentsatz aus raffiniertem Öl besteht. Bei nativen Ölen sind Baumpflege und Ernte kostenintensiver, die Ölausbeute ist geringer, und das volle Aroma des Öls lässt nach einem Jahr schon nach, was eine Produktion auf Lager unmöglich macht. Nicht zuletzt spielt der Prestigewert eines Öls bei der Preisgestaltung eine erhebliche Rolle.

Raffinierte Olivenöle sind in der Regel bereits an ihrer Farbe zu erkennen, die zwischen Goldgelb und Dunkelbraun liegen kann. Native Olivenöle hingegen haben immer einen grünlich goldenen Schimmer.

Extrahiertes und raffiniertes Öl

Raffinierte Öle sind Öle, die unter Einsatz von chemischen Lösungsmitteln oder durch Pressen bei hohen Temperaturen gewonnen werden. Sie dürfen nicht als »nativ extra« oder »nativ« bezeichnet werden. Bei dieser Art der Ölproduktion entstehen Substanzen im Öl, die anschließend durch Raffination wieder entfernt werden müssen, damit das Öl genießbar bleibt.

Die Extraktion

Im Presskuchen, der nach einer nativen Pressung zurückbleibt, sind noch etwa 10 bis 15 Prozent Restöl enthalten. Aus diesem Presskuchen kann mit Hilfe von chemischen Lösungsmitteln wie z. B. Toluol, Styrol oder

Hexan noch Öl extrahiert werden. Auch aus minderwertigem Fruchtmaterial wird das Öl normalerweise chemisch extrahiert und nicht herausgepresst. Bei der Extraktion werden Trester und Lösungsmittel miteinander vermengt, wobei das Öl mit dem Lösungsmittel eine innige Verbindung eingeht. Anschließend muss das Öl wieder vom Lösungsmittel befreit werden. Dies geschieht per Destillation, einem thermischen Verfahren zur Trennung von Stoffgemischen. Dabei können Rückstände im Öl verbleiben. Genießbar wird so ein Öl erst durch einen weiteren Bearbeitungsschritt, die Raffination. Sie stellt eine chemisch-physikalische Reinigung dar, die unerwünschte Begleitstoffe und Rückstände restlos aus dem Öl entfernt.

Zwei Drittel aller in Deutschland verkauften Olivenöle zählen zur höchsten Qualitätsstufe, nur ein Drittel ist einfacher Olivenölverschnitt.

Ganz schön raffiniert

Ein Öl wird immer dann industriell raffiniert, wenn es durch Lösungsmittel extrahiert wurde, wenn es Mängel in Geruch und Geschmack aufweist oder wenn es unerwünschte Begleitstoffe wie beispielsweise viele freie Fettsäuren enthält.

Raffiniertes Öl ist alles andere als ein naturbelassenes Nahrungsmittel. Es wird in der Regel vier Bearbeitungsschritten unterzogen. Das Öl wird mit Phosphorsäure entschleimt, um schleimbildende Stoffe wie Eiweißreste abzutrennen. Bei der Entsäuerung mittels aggressiver Natronlauge geht es den kratzig schmeckenden freien Fettsäuren (und anderen geschmacksbeeinträchtigenden Stoffen) an den Kragen. Durch die Bleichung unter Erhitzen über 100 °C werden dann unerwünschte Farbpartikel unter Zuhilfenahme von Bleicherde herausgelöst. Anschließend desodoriert man das Öl im Vakuum für bis zu sechs Stunden mit Hilfe von heißem Dampf, wobei Temperaturen zwischen 240 und

Andere Länder, andere Bezeichnungen

Die Olivenölqualitäten in den Landessprachen:

Deutsch	Italienisch
Natives Olivenöl extra	Olio di oliva vergine extra
Natives Olivenöl	Olio di oliva vergine
Olivenöl	Olio di oliva
Oliventresteröl	Olio di sansa d'oliva

Spanisch	Französisch
Aceite de oliva virgen extra	Huile d'olive vierge extra
Aceite de oliva virgen	Huile d'olive vierge
Aceite de oliva	Huile d'olive
Aceite de orujo de oliva	Huile de grignons d'olive

270 °C entstehen. Dabei werden dem Öl Geruchs- und Geschmacksstoffe entzogen sowie Reste der Lösungs- und Pflanzenbehandlungsmittel beseitigt.

Im Verlauf des Raffinationsprozesses bleiben nahezu alle Aromastoffe, die Farbstoffe, viele weitere sekundäre Pflanzenstoffe und Vitamine auf der Strecke. Von den antioxidativ wirkenden Tokopherolen (Vitamin E), die für die Haltbarkeit des Öls von Bedeutung sind, wird mindestens ein Fünftel zerstört. Zur Erhöhung der Stabilität setzt man raffinierten Ölen daher manchmal reines Vitamin E oder andere tokopherolreiche Öle zu. Allerdings entfernt die Raffination auch mögliche geringe Gehalte an Schadstoffen aus der landwirtschaftlichen Produktion oder der allgemeinen Umweltbelastung vollständig.

Neuerdings werden raffinierte Öle auch mit stark duftenden Kräuteressenzen angereichert, um ihnen eine bestimmte Geschmacksnote und extravagante Farbe zu verleihen.

Der Ölkuchen, also das Abfallprodukt der Ölherstellung, wird übrigens restlos weiter verwertet: in der Regel als Beimischung zum Tierfutter oder als Dünger.

Ein neutrales Öl

Der gesundheitlich wichtige Gehalt an einfach und mehrfach ungesättigten Fettsäuren eines Öls hat sich durch die chemischen Prozeduren der Extraktion und Raffination nicht nennenswert verändert. Weil durch die Reinigungsschritte aber nahezu alle arteigenen Geruchs- und Geschmacksstoffe entfernt werden, entsteht ein neutral schmeckendes und nahezu geruchsfreies, farbloses, seinem natürlichen Charakter beraubtes Öl. Es ist für Feinschmecker gar nicht und für gesundheitliche Anwendungen höchstens eingeschränkt zu empfehlen. Was Cholesterinwerte und die allgemeine Arterioskleroseprophylaxe anbelangt, ist ein raffiniertes Olivenöl aber immer noch besser als Speisefette, die vornehmlich aus gesättigten Fettsäuren bestehen wie z. B. Kokosfett oder Schweineschmalz.

Damit raffiniertes Olivenöl wenigstens ein bisschen nach Oliven schmeckt, kommt es meist vermischt mit geschmackvollem nativem Olivenöl auf den Markt. Ein bestimmtes Mischungsverhältnis ist dabei nicht vorgeschrieben, so dass die Güteklasse »Olivenöl« aus einem Prozent nativem und 99 Prozent raffiniertem Olivenöl bestehen kann und andersherum. Das umgekehrte Mischungsverhältnis ist wegen des Preisunterschieds zwischen den Öltypen aber eher nicht zu erwarten.

Essenzielle Fettsäuren können vom menschlichen Organismus nicht selbst produziert werden, sind aber unverzichtbar für unsere Gesundheit. Sie kommen vorwiegend in pflanzlichen Ölen, Samen, Nüssen oder Ölfrüchten vor.

Was für raffinierte Öle spricht

▶ Raffinierte Öle sind billiger.

▶ Raffinierte Öle sind länger haltbar als native Öle, ungeöffnet mindestens zwei Jahre, meist aber noch viel länger.

▶ Raffinierte Öle sind hitzestabiler als die naturbelassenen, daher zum Braten und Frittieren gut geeignet.

▶ Für manche Gerichte eignet sich ein neutrales Öl besser als ein ausdruckstarkes natives Öl. (Wobei hierfür naturbelassenes Sonnenblumen- oder Rapsöl, die von Haus aus nicht sehr geschmacksintensiv sind, die bessere Alternative wären.)

In jedem Fall ist vom ernährungsphysiologischen Standpunkt aus das Kochen mit pflanzlichen Fetten um ein Vielfaches gesünder als Kochen mit tierischen Fetten.

Was die geschmacklichen Vorlieben anbelangt, so ist zu vermerken, dass viele Verbraucher sich nur deshalb an geschmacksneutrale Öle gewöhnt haben, weil sie von der Industrie an sie herangeführt wurden. Dies konnte nur deshalb funktionieren, weil Deutschland kein traditionelles Ölland ist. Heutzutage, da viele auf ihren Reisen mit frisch gepressten, ausdrucksstarken Ölen Bekanntschaft gemacht haben, lassen sie sich mit einem blassen, raffinierten, für die Gesundheit wenig nützlichen Öl nicht mehr so leicht abspeisen.

Kaufen Sie Olivenöl am besten im Naturkostladen oder beim Fachhändler. Dort werden Sie gut beraten und erhalten ein garantiert rückstandfreies Speiseöl.

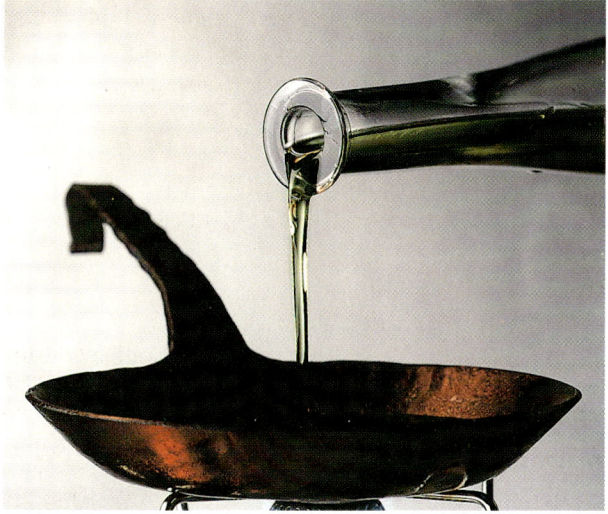

Das Olivenöl hat als gesündere Alternative in vielen Haushalten das Bratfett bereits ersetzt.

Oliventresteröl

Die verbleibenden Rückstände aus Schalen, Fruchtfleisch und Kernen (Trester) enthalten immer noch zwei bis fünf Prozent Öl. Sie werden mit Lösungsmitteln versehen und nochmals extrahiert, anschließend chemisch gereinigt. Oliventresteröl für den Hausgebrauch wird mit nativem Olivenöl vermischt, damit sich der Olivenölgeschmack wieder einstellt. Es wird hauptsächlich zum Braten, Frittieren oder für Marinaden verwendet.

Die Geschmackspalette der Olivenöle reicht von mild, fruchtig, würzig, nussig bis hin zu zartbitter oder nach reifen Früchten schmeckend.

Eine Frage des Geschmacks

Bei Olivenölen gibt es ähnlich viele Geschmacksrichtungen wie bei Weinen, und wie beim Wein bestimmen auch beim Olivenöl Geschmack und Geruch, zu einem gewissen Teil auch die Farbe, die Qualität. Ebenso wie bei dem Rebensaft hängt beim Olivenöl das Aroma direkt von der Sorte, dem Reifegrad, dem Anbaugebiet, dem Erntezeitpunkt und den Erntemethoden sowie dem Klima ab.

Kennerschaft entwickelt sich

Das passende Olivenöl zu finden, ist kein einfaches Unterfangen. Ein Öl der höchsten Güteklasse »nativ extra« gewährleistet normalerweise, dass wir ein Qualitätsöl erworben haben, vergleichbar etwa einem Qualitätswein mit Prädikat. Die Frage, welches das beste Öl ist, muss jeder für sich selbst beantworten und kann nur durch die »trial-and-error«-Methode ermittelt werden. Hier entscheidet allein der persönliche Geschmack. Teure Feinschmeckeröle werden oft in kleinen 0,1-Liter-Flaschen angeboten. So kann man sich relativ preisgünstig an seinen Lieblingsgeschmack herantasten.

Auch welche Geschmackskomponenten für Olivenöle typisch und welche unerwünscht sind, wird man erst mit einiger Erfahrung im Umgang mit dem »flüssigen Gold« herausfinden. Und je nachdem, wie weit wir in der Öl-kennerschaft fortgeschritten sind, wird sich der persönliche Geschmack auch wandeln, fortentwickeln. Man denke nur daran, wie Weintrinker anfangs eine süffige goldgelbe Spätlese bevorzugen, um schließlich bei einem staubtrockenen Roten zu landen.

Vielfalt vom Peloponnes bis Sizilien

Ein gutes Olivenöl sollte zunächst einmal fruchtig nach frischen, gesunden und reifen Oliven schmecken. Ein derartig frugales Olivenöl wird beispielsweise aus der griechischen schwarzen Kalamata-Olive aus der gleichnamigen Gegend im südwestlichen Teil des Peloponnes gepresst. Dieses grünliche Öl schmeckt mild-würzig mit einem leicht bitteren Nachklang.

▶ Spanisches Öl aus Picual-Oliven ist von kräftig ausgeprägtem Olivenaroma mit einem leichten, angenehmen Bitterton, der im Geschmack an Schwarze Johannisbeeren erinnert.

▶ Provenzalische Öle aus verschiedenen Olivensorten (z. B. Salonenque, Grossane, Aglandau, Verdale, Picholine) sind ebenfalls von sehr intensivem Olivenduft und -geschmack.

▶ Italienische Öle variieren stark je nach Region. Ein grünliches Öl aus Venetien aus verschiedenen Oliven (Trepp, Casaliva, Drizzar) zeichnet sich beispielsweise durch ein würziges Olivenaroma mit dem Nachgeschmack von Trüffeln aus. Grasgrünes Öl mit Goldreflexen aus Sizilien ist von intensivem Oliven- und Kräuterduft und zartsüßem Geschmack mit einem leichten Artischockenaroma.

Ausschlaggebend für den letztlichen Geschmack eines Olivenöls ist die Konsistenz des Bodens, auf dem der Baum wächst, und die Intensität der Sonneneinstrahlung.

Im Abgang pfeffrig oder grasig

Je nach dem Erntezeitpunkt der Oliven verändert sich das Aroma des Öls. Öl aus grünen Oliven, die im November noch unreif geerntet und sofort gepresst werden, hat einen leicht »pfeffrigen Abgang«, den manche auch als bitter oder scharf empfinden, der aber bei guten Ölen nicht zu nachhaltig ist. »Pizzica« sagt man zu dieser Geschmacksnote, die für Öle aus der Toskana charakteristisch ist. Sie wird von Connaisseurs sehr geschätzt. Für Olivenölneulinge ist sie sicherlich gewöhnungsbedürftig.

Olivenölkenner zerreiben ein paar Tropfen Öl zwischen den Handflächen und schließen vom aufsteigenden Duft auf die Qualität des Öls.

Grün oder grasig nennt man ein Olivenölaroma mit dem Anklang an frisch gemähtes Gras. Und in der Tat wird, um diese Note zu erzielen, beim Zerkleinern der Oliven etwas frisches Gras mit vermahlen. Eine besondere Köstlichkeit ist natives Olivenöl mit Rosmarin oder Thymiankraut. Die Kräuter entfalten ihr Aroma in der Flasche, das Öl eignet sich bestens für Salate.

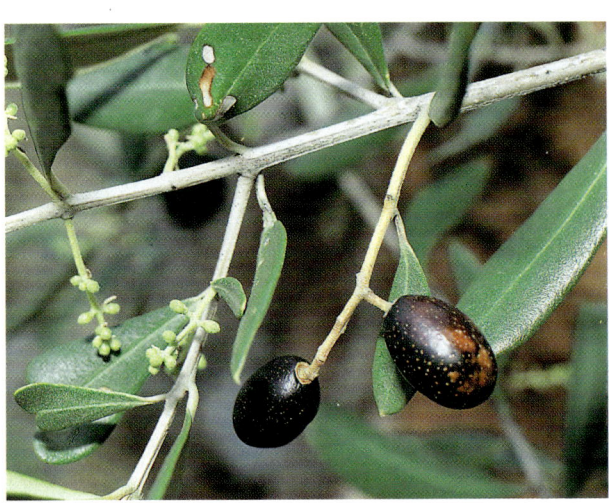

Ein Baum trägt unzählige der kleinen Früchte, aus denen das wertvolle Öl gewonnen wird.

Von fruchtig bis zartbitter

Bekanntermaßen sind persönliche Vorlieben ganz verschieden und nicht selten ein Ergebnis der frühkindlichen Esserziehung. In Nordafrika beispielsweise wird ein leicht stichiges Öl sehr geschätzt, das aus Falloliven gewonnen wird, bei denen der Fermentationsprozess schon eingesetzt hat. In Israel und in manchen Gegenden Griechenlands mag man sogar ein kratzig schmeckendes Öl, das bis zu vier Prozent freie Fettsäuren enthält. Laut EU-Verordnung dürfen diese Öle nicht als Qualitätsöle auf den europäischen Markt gelangen und sind den einheimischen Selbsterzeugern vorbehalten.

Typische Geschmacksnuancen der Olivenöle sind laut Verordnungen des International Olive Oil Council (IOOC) in Madrid sowie der Generaldirektion Landwirtschaft der EU: fruchtig, würzig oder mild, kräftig, rassig, fein, manchmal auch zartbitter, apfelartig, mandelartig, nach reifen Früchten, Beeren oder Nüssen schmeckend und vor allem duftend.

Woher kommt mein Öl?

Der größte Olivenölproduzent der Welt ist Spanien mit ca. 850 000 Tonnen im Jahr. Die größten Olivenhaine stehen im südspanischen Andalusien, allen voran in den Provinzen Jaén und Córdoba.

Hinsichtlich der Produktionszahlen steht Italien an zweiter Stelle. Um die 420 000 Tonnen werden hier jährlich erzeugt. Italien bietet auch die größte Vielfalt an Ölen. Auf Platz drei kommt Griechenland, gefolgt von Portugal. Wegen des kühleren Klimas ist Frankreich der kleinste europäische Olivenölproduzent.

In Ländern, in denen Olivenöl produziert wird, gelangt das Öl fast an jede Speise, und zwar reichlich. Ernährungswissenschaftler mussten beispielsweise die spanische Bevölkerung mühsam dazu erziehen, dass wie immer die Qualität und nicht die Quantität des verbrauchten Öls ausschlaggebend für die Gesundheit ist.

Olivenöl aus Italien – nicht immer italienisch

Was die Menge des vermarkteten Öls betrifft, nimmt Italien Platz eins ein, obwohl es nur an zweiter Stelle der Produzenten steht. Das erklärt sich so: Etwa 82 Prozent des Olivenöls, das beispielsweise in Deutschland gekauft wird, kommt über Italien, allerdings nicht unbedingt aus Italien. Italienisches Öl ist nämlich derart gefragt (übrigens auch in den USA), dass die eigene Produktion nicht ausreicht, um den Bedarf zu decken.

In der Regel werden die EU-Subventionen pro Baum und Produktion vergeben. Spaniens Ökologen wünschen sich dagegen eine Förderung des traditionellen Anbaus. Dort stehen auf einem Hektar rund 100 Bäume, beim Großanbau kommen auf einen Hektar 300 Bäume.

Deshalb wird Öl zugekauft, meist aus Spanien. Das spanische Öl wird in Italien abgefüllt und darf dann als Olivenöl aus Italien in andere Länder versandt werden.

Vergleichbares passiert natürlich auch in anderen europäischen Ländern. In Griechenland oder Tunesien gepresstes Öl wird in Spanien abgefüllt und dann als spanisches Öl angeboten. Wobei nichts gegen das jeweilige Öl einzuwenden ist, denn die Güteklassen sind für alle EU-Länder verbindlich. Doch mancher Verbraucher möchte einfach genau wissen, welches Erzeugnis sich in der nicht ganz billigen Flasche verbirgt. Mit ein Grund für diese Ölverschiebungen innerhalb der Europäischen Union ist das Bemühen, allen Produzenten weiterhin gerechte Subventionen zukommen zu lassen.

Direkteinkauf ist sicher

Italien ist inzwischen bemüht durchzusetzen, dass italienisches Öl nur als solches firmieren darf, wenn das gesamte Produkt, von der Ernte bis zu Abfüllung, auch aus Italien stammt. Wer sicher sein möchte, dass er Öl aus einem gewünschten Land oder einer speziellen Region erhält, sollte deshalb auf die Herkunftsgarantie achten oder bei einem Händler seines Vertrauens bzw. im Urlaub direkt von der Ölmühle weg einkaufen.

So sollte Olivenöl nicht schmecken

Grundsätzlich empfiehlt es sich, frisch gekauftes Olivenöl rasch aufzubrauchen. Es sollte, einmal geöffnet, immer an einem dunklen, kühlen Ort aufbewahrt werden. Nur so bleiben auch die wertvollen Vitalstoffe, etwa das Vitamin E, an dem Olivenöl besonders reich ist, erhalten. Möglicher Beigeschmack und Ursachen:

● **Ranzig:** wenn das Öl bei der Herstellung zu lange Licht, Luft oder Wärme ausgesetzt war

● **Kratzig, sauer:** wenn das Öl zu viele freie Fettsäuren aufgrund nachlässiger Behandlung bei der Ernte oder Verarbeitung enthält

● **Bitter:** wenn Blätter und Stängel nicht ausgesiebt, sondern mit vermahlen wurden

● **Stichig:** Öl aus Falloliven, die länger am Boden liegen gelassen oder in großen Haufen gelagert wurden

● **Metallisch:** kommt von unsachgemäß langem Hantieren mit Metalloberflächen bei der Verarbeitung

● **Schlammig:** stammt vom Dekantierbecken, wenn dort der Bodensatz nicht regelmäßig aus den Behältern entfernt wird

● **Modrig:** entsteht durch Schimmel- und Hefepilze, die bei unsachgemäßer und feuchter Lagerung die Oliven befallen

● **Erdig:** wenn Oliven vor dem Pressen nicht gewaschen und Erdreste mit verarbeitet werden

● **Wurmstichig:** durch Pressung von Oliven, die von den Larven der Olivenfliege befallen sind

● **Schmierölartig:** wird durch ungereinigte Maschinenteile hervorgerufen

● **Salzlakig:** wenn das Öl aus Oliven gepresst wurde, die in Salzlake eingelegt waren

● **Alt, muffig:** wenn das Öl zu lange gelagert wurde

Gutes natives Olivenöl schmeckt zart und delikat und hat keineswegs den penetranten Geruch nach Oliven, wie fälschlicherweise oft behauptet wird.

Herkunftsgarantien geben Auskunft

Die Abkürzung D.O.C. auf dem Etikett italienischer Olivenöle heißt ausgeschrieben »Denominazione di Origine Controllata« und ist eine Herkunftsgarantie, wie sie auch auf guten Weinen zu finden sein muss. Sie besagt, dass die Oliven in der Region gewachsen sind und gepresst wurden, die auf der Flasche steht.

Derzeit gibt es 42 Olivenöle, die eine geschützte Ursprungs-bezeichnung tragen, davon sind 19 aus Italien, zehn aus Griechenland, sieben aus Spanien, fünf aus Portugal und eines aus Frankreich.

Das französische Gütezeichen A.O.C. steht für »Appelation d'Origine Controlée«, was gesetzlich kontrollierte Herkunft heißt. Auch hierbei ist gewährleistet, dass das Öl nur aus der auf dem Etikett ausgewiesenen Region stammt. Für spanisches Olivenöl gilt entsprechend die »Denominación de orígen« (D.O.).

Bei allen geschützen Ursprungsbezeichnungen muss übrigens eine Registriernummer vermerkt sein. Fehlt diese, ist die Bezeichnung gefälscht.

▶ Französisch: A.O.C
▶ Griechisch: P.D.O.
▶ Italienisch: D.O.C.
▶ Portugiesisch: D.O.P.
▶ Spanisch: D.O.

Olivenöle mit geschützten Ursprungsbezeichnungen gewährleisten, dass der typische Charakter eines Öls in etwa Jahr für Jahr gleich bleibt, da die Ernte ja stets aus demselben Gebiet stammt. Mehr oder weniger geringfügige Abweichungen aufgrund von Klimaschwankungen sind natürlich nicht auszuschließen.

Noch ein Tipp: Steht »produziert/hergestellt und abgefüllt in ...« auf dem Etikett, dann stammt das Öl aus dem Land oder Ort, in dem es abgefüllt wurde. Bei »hergestellt für ...«, »produziert und abgefüllt für ...«, »abgefüllt in ...« oder ähnlich verschleiernden Angaben ist die Herkunft des Öls ungewiss.

Gütesiegel »Laudemio«

Besitzer von Ölplantagen in der Toskana haben sich zu einem Konsortium mit der Bezeichnung »Gli Olivanti« zusammengeschlossen. Ihr Ziel ist es, Olivenöle von höchster Qualität aus besten Olivensorten anzubieten, die ausschließlich im klimabegünstigten toskanischen Hügelland zwischen Florenz und Siena gedeihen. Es handelt sich um Produkte von hervorragendem Image in bester Ausstattung – alle in unverwechselbaren eckigen Designerflaschen –, die auch einen dementsprechend stolzen Preis haben.

Ein kleiner gesunder Baum trägt etwa 20 Kilogramm Oliven pro Jahr. Zur Herstellung von einem Liter Öl benötigt man rund fünf Kilogramm Oliven.

Die Gewinnung des Olivenöls – vom Anbau über die Ernte bis zur Abfüllung – erfolgt nach exakt vorgeschriebenen Regeln und wird von unabhängigen Kontrollorganen überwacht. Vermarktet werden die Qualitätsöle (derzeit sind es etwa 30) unter dem Dachbegriff und Gütesiegel »Laudemio« (von lat. laudatio = Lob) zusammen mit dem Namen des jeweiligen Ölerzeugers. Toskanische Olivenöle sind in Italien ohnehin die Öle mit dem feinsten Geschmack.

Ölbäume und Olivenölproduktion in der EU

LAND	ANZAHL DER BÄUME (in Millionen)	OLIVENÖLPRODUKTION (in 1000 Tonnen)	
		1990/91	1996/97
Spanien	170	639,4	847,6
Italien	133	163,3	420,0
Griechenland	120	170,0	340,0
Portugal	52	20,0	52,0
Frankreich	5	1,0	2,2
Gesamt	480	993,7	1661,8

Quelle: IOOC Madrid (International Olive Oil Council)

Olivenöl als Hausmittel

Alle großen Heilkundigen vergangener Epochen, von Hippokrates über Hildegard von Bingen bis hin zu Pfarrer Kneipp, führten das Olivenöl in ihrem Heilmittelreservoir. Es versteht sich von selbst, dass in Mittelmeerländern Olivenöl noch heute als das klassische Hausmittel schlechthin gilt. Bäder, Inhalationen, Einreibungen oder Wundauflagen mit reinem Olivenöl gehören dort zur traditionellen Volksheilkunde oder sind wirksame erste Hilfe.

Anwendungen von A bis Z

Wer Olivenöl als Heilmittel benutzt, sollte selbstverständlich eines der besten Sorte auswählen, also ein natives Olivenöl extra. In der Regel braucht man für die Anwendungen ohnehin nur ganz geringe Mengen, so dass der Preis kaum zu Buche schlägt.

Abszesse

Bei Abszessen und Furunkeln wird auf ein keimfreies Leinentuch eine Paste aus Olivenöl und gepresstem Knoblauch gegeben, auf die betroffene Stelle aufgelegt und leicht verbunden. Hildegard von Bingen empfahl, das Leinentüchlein vorher in Bienenwachs zu tauchen: »Dadurch wird das Geschwür leichter erweichet und bricht mit weniger Schmerzen auf, die Säfte werden herausgefördert.«

Gallenkolik

Bei einer akuten Gallenkolik sollte man, bis der Arzt eintrifft, stündlich 2 bis 3 Esslöffel Olivenöl einnehmen.

Gliederschmerzen

Schmerzende und entzündete Gelenke werden mit einem Oliven-Kamillenblüten-Öl behandelt. Dazu erwärmt man 1/2 Liter Olivenöl und fügt 100 Gramm getrocknete Kamillenblüten hinzu. Die Blüten ziehen lassen und abseihen. Mit dem Öl die schmerzenden Gliedmaßen einreiben.

Ischiasbeschwerden

Bei akuten Ischiasschmerzen werden wenige Tropfen Ölivenöl vorsichtig in die betroffenen Stellen einmassiert.

Kater

Nimmt man vor einem größeren Gelage 1 Esslöffel Olivenöl pur zu sich, beugt man dem zu erwartenden Kater am nächsten Morgen vor. Das Öl kleidet die Magenwände aus und bremst die Alkoholaufnahme. In Öl eingelegte Oliven haben übrigens denselben vorbeugenden Effekt, daher werden sie im Süden auch gerne als Vorspeise gereicht. Ist der Kater schon da, so sollte man ebenfalls 1 Hand voll eingelegte Oliven essen, zumal deren hoher Salz- und Mineralstoffgehalt die üblichen Beschwerden wie Kopfweh oder Übelkeit lindert.

Leberleiden

Olivenöl gilt als traditionelles Heilmittel für Leber und Gallenblase, da es den Gallenfluss fördert und somit die Verdauung anregt.

● Bei Leberschwäche nimmt man morgens auf nüchternen Magen 1 Esslöffel Olivenöl ein. Anschließend trinkt man 1 Glas Wasser mit dem Saft von 1 Zitrone. Wirkt leicht abführend.

● Eine Olivenölkur zur Entschlackung von Leber und Gallenblase kann 2- bis 3-mal pro Jahr durchgeführt werden. Dazu nimmt man 14 Tage lang morgens auf nüchternen Magen 1 bis 2 Esslöffel Olivenöl mit ein paar Tropfen Zitronensaft ein.

Müde, schwere Beine

Sobald die Füße schmerzen, sollte man ein heißes Fußbad nehmen und anschließend die Füße oder Beine mit einer Mischung aus Olivenöl und Zitronensaft (1:1) massieren.

Narben

Regelmäßiges Einpinseln mit Olivenöl lässt Narben schneller verheilen.

Nervenschmerzen (Neuralgien)

Etwa 1 Esslöffel warmes Olivenöl wird auf ein Leinentuch geträufelt und anschließend auf die betroffene Stelle gelegt. Unbedingt nachruhen! Wer nicht so viel Zeit hat, kann erwärmtes Olivenöl pur vorsichtig auf die betroffenen Hautstellen geben.

Rheumatische Beschwerden

Olivenölmassagen fördern die Durchblutung und sorgen somit für die Erwärmung der betroffenen Körperteile. Bei akuten Schmerzen sollten die Patienten mit der Ölmischung (Rezept siehe Kasten) so lange massiert werden, bis das gesamte Öl in die Haut eingezogen ist. Anschließend warm halten und nachruhen.

Schleimhautreinigung

Eine kurze Mundspülung mit Olivenöl befreit die Mundschleimhäute von den Dämpfen eingeatmeter Lösungsmittel wie etwa Lack oder Farbe.

Massageölmischung

50 ml Olivenöl • 100 ml eines weiteren guten Öls (z. B. Maiskeim-, Erdnuss-, Sesam- oder Weizenkeimöl) 50 ml Distel- oder Sojaöl • einige Tropfen eines ätherischen Öls (z. B. Apfelblüten-, Kamillen- oder Lavendelöl)

Man vermischt die Öle mit einem kleinen Schneebesen oder im Mixer und füllt das fertige Öl in eine lichtundurchlässige, dunkle Flasche. Kühl aufbewahren.

Sodbrennen

Wer zu saurem Aufstoßen neigt, nimmt vor den Mahlzeiten 1 Esslöffel Olivenöl ein. Das Öl reduziert die Magensäureproduktion und sorgt für ein Gleichgewicht zwischen dem Säure- und dem Basenhaushalt im Magen.

Verbrennungen

Bei Verbrennungen ersten Grades lässt man zunächst fließendes kaltes Wasser über die Brandwunde laufen und gibt dann, sobald die Hautstelle gekühlt ist, ein paar Tropfen Olivenöl auf die Wunde, um die Vernarbung gering zu halten. Sind größere Hautpartien betroffen, muss unverzüglich ein Arzt konsultiert werden.

Verspannungen

Einreibungen mit der Massageölmischung (siehe Seite 57) auf Olivenölbasis wirken krampflösend und entspannend. Das Öl regt die Durchblutung an und erwärmt die Muskelpartien. Überschüssige Säuren und Schlacken, die meistens für Muskelschmerzen verantwortlich sind, werden leichter abgebaut. Ölmassagen eignen sich bei sämtlichen Verspannungsschmerzen wie Hexenschuss, Muskelkater, Muskelkrämpfen, Nacken- oder Rückenschmerzen. Wem die Zubereitung der Ölmischung zu aufwändig ist, kann auch pures, leicht angewärmtes Olivenöl verwenden.

Verstauchungen

Erfahrungsgemäß lassen regelmäßige Einreibungen mit Olivenöl Verstauchungen und auch Knochenbrüche schneller abheilen.

Verstopfung

Um leichtere Verstopfungsprobleme zu lösen und für eine gute Darmflora zu sorgen, sollte man morgens auf nüchternen Magen 1 großes Glas lauwarmes Wasser trinken, in das 1 Esslöffel Olivenöl und 10 Tropfen Zitronensaft eingerührt werden.

Wunden

Zur Wundreinigung empfahl Hildegard von Bingen Ölwein, also eine Mischung aus gutem Rotwein und Olivenöl. Bei größeren Wunden tränkt man zwei keimfreie Leinentücher in dem Ölwein, der vorher auf 37 bis 40 °C erwärmt wird. Mit dem ersten Tuch säubert man die Wunde, das zweite Tuch wird als Kompresse auf die Wunde aufgelegt. Anschließend verbinden. Bei kleinen Wunden soll der Ölwein, laut Hildegard von Bingen, besser kalt verwendet werden.

Zähne

Wer auf ein gesundes Zahnfleisch und strahlend weiße Zähne Wert legt, gibt nach dem Zähneputzen ein paar Tropfen Olivenöl auf den Finger und reibt sowohl das Zahnfleisch als auch die Zähne fest damit ein.

Ölziehkur mit Olivenöl

Seit rund 3000 Jahren kennt die indische Ayurveda-Gesundheitslehre das Ölziehen. In vielen Volksheilkunden gilt die Ölziehkur als bewährtes Desinfektions- und Reinigungsmittel für den gesamten Organismus.

Wer seinen Mundraum regelmäßig mit Hilfe des Ölziehens einer Reinigung unterzieht, entfernt nicht nur bakterielle Ablagerungen von den Zähnen, sondern beugt damit Allergien, Erkältungen, rheumatischen und Magenleiden, Kopfschmerzen oder Verdauungsproblemen vor. Außerdem können damit stets wiederkehrende Mandelentzündungen oder Bronchitis nachhaltig auskuriert werden.

In Indien nimmt man Sonnenblumen- oder Sesamöl, in Mittelmeerländern Olivenöl. Es sollte nur hochwertiges Öl verwendet werden.

Und so wird es gemacht:

▶ Morgens nimmt man auf nüchternen Magen 1 Esslöffel Olivenöl in den Mund, zieht es 15 bis 20 Minuten durch die Zahnzwischenräume und »kaut« es gründlich.

▶ Anschließend spuckt man das Öl vollständig aus. Keinesfalls schlucken, da es viele Schlacken enthält! Hinterher sollte man sich gründlich die Zähne putzen, damit keine Reststoffe mehr im Mund verbleiben.

▶ Die ganze Prozedur kann bei Bedarf vor dem Mittag- oder Abendessen wiederholt, sollte maximal jedoch 2-mal täglich durchgeführt werden.

▶ Wer glaubt, keine 15 Minuten Öl kauen zu können, sollte das Öl zumindest so lang im Mund hin- und herbewegen, bis es eine dünne, milchige Konsistenz annimmt, und dann vollständig ausspucken.

Die Ölziehkur kann bei leichten Beschwerden bereits nach 1 Woche zur Besserung führen, bei chronischen Entzündungen ist zunächst eine 6-wöchige bis 3-monatige Kur anzuraten. Konsultieren Sie bei längeren Kuren jedoch vorher Ihren Arzt oder Heilpraktiker.

Die Ölziehkur hilft bei vielen Leiden und verleiht ein gesundes Aussehen.

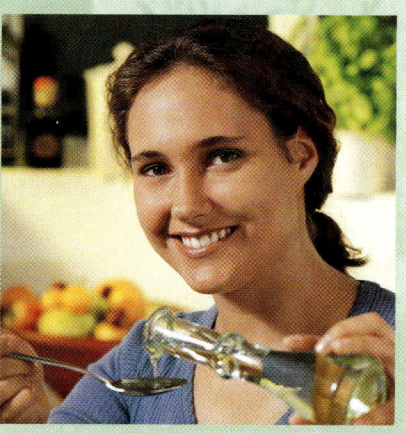

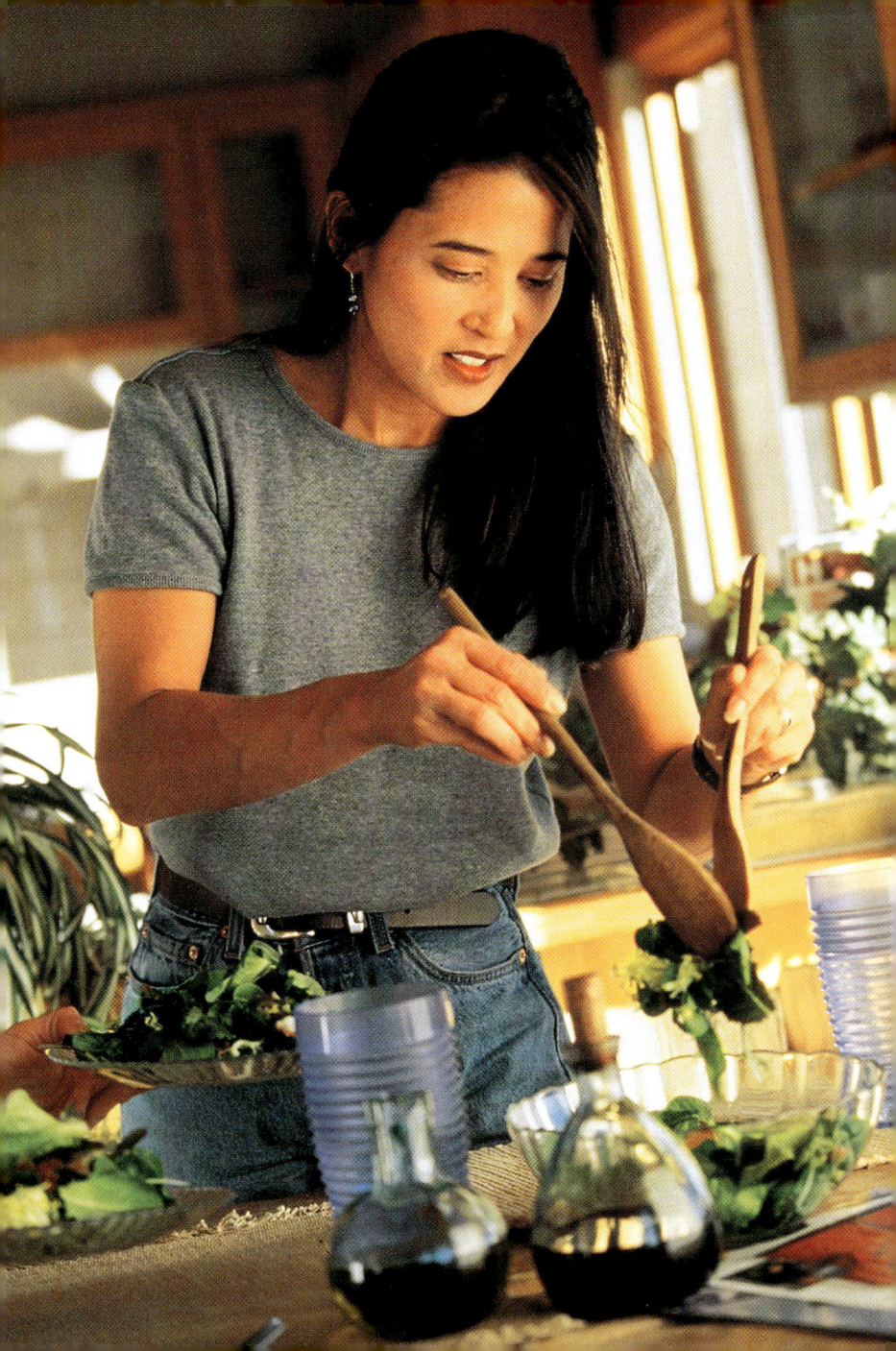

Gesund bleiben mit Olivenöl

Lebensmittelchemische, ernährungswissenschaftliche und medizinische Forschungen haben in den letzten 50 Jahren Erkenntnisse zutage gefördert, die beim Thema »Fettauswahl« relativ eindeutig ausfallen: Wer sich gesund ernähren will und ein hohes Alter anstrebt, sollte in jedem Fall Olivenöl auf den Speiseplan setzen. Kein anderes Speisefett, insbesondere keines tierischen Ursprungs, wirkt sich derart günstig auf den menschlichen Organismus aus. Olivenöl ist, nach allem, was man heute weiß, nicht nur das gesündeste Fett, sondern entfaltet bei einer Reihe von Beschwerden sogar bemerkenswerte Heilwirkungen.

Starkes Herz und langes Leben

Der amerikanische Forscher Ancel Keys startete in den fünfziger Jahren des 20. Jahrhunderts eine Untersuchung (die Sieben-Länder-Studie), welche die Sterblichkeitsrate durch Gefäßerkrankungen des Herzes oder durch Krebs in verschiedenen Regionen der Erde ermitteln sollte. Parallel dazu wurden die Ernährungsgewohnheiten und Cholesterinwerte der Testpersonen erfasst.

Insgesamt 13 000 Männer im Alter zwischen 40 und 59 Jahren dienten 15 Jahre lang als Testpersonen. Sie stammten aus den USA, Japan, dem ehemaligen Jugoslawien, Griechenland, Italien, Holland und Finnland. Der Vergleich ihrer gesundheitlichen Daten mit den unterschiedlichen Ernährungsgewohnheiten in den einzelnen Regionen war verblüffend.

Jeder Mensch ist mit Erbanlagen ausgestattet, die ihm eine Art Gesundheitsgerüst mit auf den Lebensweg geben. Durch ausgewogene Ernährung kann man den Organismus allerdings positiv unterstützen.

Schmackhaft und gesund: Frischer Salat erhält durch Olivenöl einen noch höheren Nährwert.

Die Bewohner der griechischen Insel Kreta konsumierten am meisten Olivenöl. Sie deckten ein Viertel ihres gesamten Kalorienbedarfs mit einfach ungesättigten Fettsäuren, aus denen Olivenöl größtenteils besteht. Gleichzeitig hatten sie die geringste Sterblichkeitsrate infolge Herzinfarkt bzw. koronarer Herzkrankheiten zu beklagen. Auch die Todesfälle aufgrund von Krebserkrankungen waren bei ihnen am seltensten.

Die Kreter, so lässt sich sagen, waren in der gesamten westlichen Welt während des Untersuchungszeitraums die gesündesten Menschen mit der höchsten Lebenserwartung.

Wie die moderne Ernährungswissenschaft lehrt, ist eine leichte mediterrane Kost mit reichlich Obst, Gemüse, Olivenöl, Brot sowie wenig Fleisch, Fisch und Alkohol das Mittel der Wahl, wenn man sich leistungsstark und gesund erhalten will.

Insgesamt gesehen schnitten die Bewohner der Mittelmeerländer, die reichlich Olivenöl nutzen, was die Cholesterinwerte und die Herzinfarktrate anbelangt, wesentlich besser ab als Nordeuropäer oder Amerikaner. Die ungünstigsten Daten wiesen die Menschen im Osten Finnlands auf. Bei ihnen traten 31-mal so viele Todesfälle infolge koronarer Herzkrankheiten auf wie bei den Kretern. Die Basis ihrer Ernährung sind Fleisch- und Milchprodukte, die Hauptlieferanten gesättigter Fettsäuren. Pflanzliche Öle wie das »Gold des Südens« kommen im hohen Norden kaum zum Einsatz.

Dutzendfache Bestätigung

Epidemiologische Untersuchungen wie die Sieben-Länder-Studie, bei denen Daten vieler Menschen über längere Zeiträume erfasst werden, zeigen statistisch gesehen eindeutige Zusammenhänge auf, beispielsweise zwischen einem hohen Olivenölkumsum und einer niedrigen Sterblichkeitsrate. Ob das eine aber die Ursache des anderen ist, lässt sich erst durch Kontrollstudien ermitteln. Nach Veröffentlichung der Sieben-Länder-Studie widmeten sich weltweit Dutzende von Unter-

suchungen der Frage nach dem Einfluss der Nahrungsfette auf unsere Gesundheit und Lebenserwartung. Die
Resultate waren einhellig: Wer mehr Olivenöl und dafür
weniger tierische Fette zu sich nimmt, tut das Beste für
seine Gesundheit und eine hohe Lebenserwartung.

Der Mensch ist so jung wie seine Gefäße

Die Ergebnisse der Sieben-Länder-Studie sind mittlerweile, ein viertel Jahrhundert nach ihrer Veröffentlichung, nicht nur bestätigt, sondern auch weitgehend
erklärt. Ein funktionierendes Gefäßsystem ist überhaupt die Grundvoraussetzung für ein langes Leben.
Über 50 Prozent aller Todesfälle beruhen auf einem Ver-
sagen von Herz und Kreislauf, meist infolge arterio-
sklerotisch verengter Blutgefäße. Nicht umsonst heißt es
unter Medizinern: Der Mensch ist so jung bzw. alt wie
seine Gefäße.

Gefährliche Gefäßverengungen entstehen zu einem
Großteil aus Cholesterinablagerungen. Die Menge der-
jenigen Cholesterinpartikel (LDL-Cholesterin), die Ablagerungen in den Adern verursachen können, hängt
von der Art der Fette ab, die wir mit der Nahrung aufnehmen. Schon Ancel Keys war davon überzeugt: Der
größte Übeltäter in unserer Ernährung (»the major die-
tory villain«) ist ein Fett mit reichlich gesättigten Fettsäuren, also vor allem Fett tierischen Ursprungs in
Fleisch, Wurst oder Milchprodukten.

Es bedurfte jahrelanger Forschungsbemühungen, diese
Zusammenhänge zu verstehen und damit dem Geheim-
nis des Olivenöls auf die Spur zu kommen. Heute weiß
man: Olivenöl hilft aufgrund seiner speziellen chemischen Zusammensetzung und seines hohen Anteils an
einfach ungesättigten Fettsäuren, eine gesunde Durchblutung bis ins hohe Alter zu bewahren.

**Wer sich ver-
nünftig und voll-
wertig ernährt,
hat zumindest
den Grundstein
für seine Ge-
sundheit gelegt.
Das alles hilft
jedoch nicht viel,
wenn dazu Ge-
nussgifte wie
Nikotin oder
Alkohol in rauen
Mengen konsu-
miert werden
oder anhaltende
Stressfaktoren
das Lebens-
gefühl beein-
trächtigen.**

Die Kreta-Diät

Die Sieben-Länder-Studie verwies nicht nur auf den gesundheitlichen Wert des Olivenöls. Sie ließ auch den Schluss zu, dass die gesamte Ernährungsweise der kretischen Bevölkerung außerordentlich gesund sein musste. In Kreta wird beispielsweise mehr Obst (knapp 500 Gramm pro Tag) verzehrt als in allen übrigen Ländern. Der Fleischverbrauch dagegen ist mit 35 Gramm pro Tag am niedrigsten. Der Fischverzehr scheint mit 18 Gramm pro Tag auch nicht beachtlich, ist aber noch sechsmal so hoch wie in den USA (drei Gramm pro Tag). Dafür wird in Kreta viel Brot gegessen: 380 Gramm pro Tag. Täglich 30 Gramm Hülsenfrüchte sind ebenfalls eine ganze Menge. Der Alkoholkonsum von 15 Gramm pro Tag (ein Glas Wein) ist vergleichsweise gering und entspricht den heutigen Empfehlungen zur Vorbeugung koronarer Herzerkrankungen.

Im Verlauf der 15 Jahre lang dauernden Sieben-Länder-Studie haben einige der beteiligten Südeuropäer ihre Essgewohnheiten denen der Nordeuropäer etwas angepasst, d. h., sie verzehrten mehr Fertiggerichte und griffen zunehmend zu gesättigten Fettsäuren. Die Cholesterinwerte und die Herzinfarktrate stiegen prompt signifikant an.

Gut fürs Herz

Zusammengefasst ergab das gesammelte Datenmaterial die so genannte Kreta-Diät, die von vielen Ernährungsexperten empfohlen wird. Diese Form der Nahrungsmittelzusammenstellung ist auch von der staatlichen Gesundheitsorganisation für kardiale Prävention in den USA (American Heart Association) überprüft worden. Deren Studie ergab, dass herzkranke Patienten mit der Kreta-Diät ein 70 Prozent niedrigeres Risiko hatten, an Herzinfarkt, Herzschwäche oder Embolien zu sterben als Patienten einer Kontrollgruppe, die die übliche Krankenhauskost bekamen. Eine andere Studie ergab heilsame Wirkungen der Kreta-Diät bei Patienten, die an Arteriosklerose erkrankt waren – und das schon nach sechs Wochen.

Der Speiseplan der Kreter

▶ Täglich Olivenöl in der Menge eines Gläschens (100 Milliliter) zum Kochen oder Braten, für Salate, in Form eingelegter Oliven oder pur
▶ Mehrmals täglich frisches Obst
▶ Reichlich Brot
▶ Kartoffeln, Nudeln, Reis
▶ Hülsenfrüchte, dicke Bohnen, Tomaten, Salat
▶ Viel frische Kräuter wie etwa Portulak (wird in Kreta auch als Salat gereicht)
▶ Wenig Fleisch und wenn, am besten Geflügel
▶ Relativ wenig Fisch sowie wenig Garnelen, Tintenfische und Meeresfrüchte
▶ Wenig Milchprodukte wie Frischmilch, Käse, Joghurt oder Quark
▶ Wenig Alkohol (höchstens ein Glas Rotwein täglich) sowie reichlich Mineralwasser ohne Kohlensäure

Für Vegetarier dürfte die Kreta-Diät den besten Speisezettel abgeben. Allerdings sollten sie zusätzlich regelmäßig Soja- bzw. Tofuprodukte zu sich nehmen, um den Körper mit genügend Eiweiß zu versorgen.

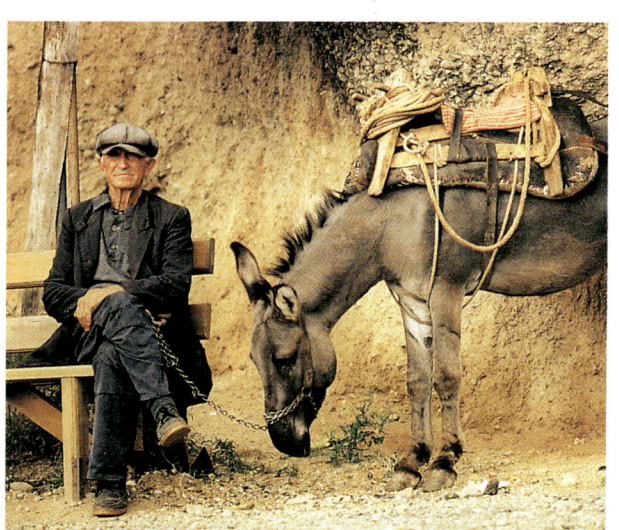

Auf Kreta bleiben die Menschen länger gesund und erfreuen sich einer höheren Lebenserwartung: Sie benutzen ausschließlich Olivenöl.

Sonderfall Japan

Japan erwies sich in der Sieben-Länder-Studie als Sonderfall. Die Ernährungsweise der Japaner ist nicht mit der der westlichen Welt zu vergleichen. Die Grundlagen ihrer Ernährung sind Reis, eiweißreiche Sojaprodukte, Fisch, Gemüse und vor allem eine Vielfalt mineralstoffreicher Algen. Japaner verzehren damit zwei Drittel weniger Fett als beispielsweise Nordamerikaner oder Europäer. Ihre Herzinfarktrate ist annähernd so niedrig wie die der Kreter und um ein Mehrfaches niedriger als in Nordeuropa.

Übergewicht, Dickdarm- und Brustkrebs treten bei ihnen selten auf. Andere Krebsarten und auch Augenkrankheiten infolge des Umstands, dass Reis kein Vitamin A enthält, kommen dagegen häufiger vor. Doch insgesamt gesehen sind die Gesundheitsdaten der Japaner derart erfreulich, dass Experten davon überzeugt sind, die Ernährung der Zukunft wird nicht nur in fernöstlichen Ländern vorwiegend japanisch ausgerichtet sein – wobei vor allem den Sojaprodukten und Algen ein hoher Stellenwert eingeräumt wird – oder mediterran, beispielsweise im Stil der Kreter.

Die Ernährungsweise und nicht etwa genetische Anlagen sind der Grund für die guten gesundheitlichen Daten der Japaner. Bei in die USA umgesiedelten Japanern, die sich den Ernährungsgewohnheiten des Gastlandes angepasst hatten, nahmen Übergewicht, Dickdarmkrebs und Herzinfarktrate signifikant zu.

Fette in der Nahrung

Fette sind neben Proteinen (Eiweiß) und Kohlenhydraten (Stärke, Zucker) die wichtigsten Bestandteile in unserer Ernährung. Sie liefern mit 9,3 Kilokalorien pro Gramm am meisten Energie (Kohlenhydrate und Proteine jeweils nur ca. vier Kilokalorien pro Gramm); sie dienen unserem Körper als Baustoffe und Reservedepots und machen, wenn man zu viel davon verzehrt, am ehesten dick. Das Olivenöl besteht zu 99 Prozent aus

Fetten. Trotzdem kann man einer schlanken Linie wegen nicht auf Fette verzichten. Denn ohne Fette könnten wir die lebensnotwendigen Vitamine A, D, E und K nicht aufnehmen, da diese nicht wasser-, sondern ausschließlich fettlöslich (lipophil) sind. Darüber hinaus braucht der menschliche Organismus Fette für eine ganze Reihe von Funktionen, etwa für das Zellwachstum oder den Cholesterintransport.

Mehrere groß angelegte Studien wie die »Nurses Health Study« aus den USA von 1997 bestätigten, dass die verschiedenen Nahrungsfette, je nach ihrer chemischen Beschaffenheit, recht unterschiedliche Effekte im menschlichen Organismus auslösen. Fett ist also nicht gleich Fett und will sorgsam ausgewählt sein. Dieser Studie zufolge sinkt beispielsweise das Risiko, eine koronare Herzkrankheit bzw. einen Herzinfarkt zu bekommen um 42 Prozent, wenn man den Konsum an ungesättigten Fettsäuren um fünf Prozent erhöht und dafür fünf Prozent weniger gesättigte Fettsäuren verzehrt.

Die Palette der Fette

Unsere Nahrungsmittel weisen verschiedene Arten von Fetten auf. Man unterscheidet zwischen tierischen und pflanzlichen oder festen und flüssigen Fetten. Es gibt Fette annähernd in Reinform, wie Öle, Butter, Schmalz oder Margarine, und Fette, die versteckt in Fleisch, Wurstwaren, Milchprodukten, Gebäck, Kuchen, Nüssen, Getreide und anderen Lebensmitteln enthalten sind. Etwa die Hälfte unseres Fettkonsums geht auf das Konto versteckter Fette (Salami enthält z. B. 50 Prozent Fett). Will man verstehen, warum einige Fette, allen voran die Fettbestandteile des Olivenöls, besonders gesund und andere eher als bedenklich einzustufen sind, muss man sich ihre chemische Struktur ansehen.

Ein Grund, warum Fastfood nicht nur ungesund ist, sondern auch dick macht, liegt darin, dass in Fertiggerichten keine lebenden Nährstoffe mehr enthalten sind und sie vorwiegend über gesättigte Fettsäuren verfügen. Das Gleiche gilt übrigens für Tiefkühlkost, die bereits mit einer Bratsauce versehen ist.

Die Fettsäuren

Alle Fette bestehen aus Glyzerinmolekülen und Fettsäuren. Genauer gesagt sind immer drei Fettsäuren mit einer Hydroxylgruppe (OH-Gruppe) verbunden, von denen ein Glyzerinmolekül drei hat. Die Fettsäuren wiederum bestehen aus einem geradlinigen Gerüst von Kohlenstoffatomen (C), an denen Wasserstoffatome (H) angelagert sind. Besteht in dem Gerüst zwischen zwei Kohlenstoffatomen eine so genannte Doppelbindung, kann an dieser Stelle noch Wasserstoff aufgenommen werden. Die Fettsäure wird dann ungesättigt genannt, weil sie sozusagen noch Appetit auf Wasserstoff hat. Verfügt die Fettsäure über eine oder mehrere Doppelbindungen, ist sie einfach oder mehrfach ungesättigt. Hat sie keine einzige Doppelbindung, ist sie chemisch gesehen träge, geht nur schwer Verbindungen mit anderen Stoffen ein und wird gesättigt genannt.

Die Art der Fettsäuren, ob gesättigt oder ungesättigt, entscheidet darüber, wie das jeweilige Nahrungsfett in unserem Organismus wirkt.

Der Körper eines normal ernährten Erwachsenen besteht in der Regel aus 30 bis 35 Milliarden Fettzellen. Stark Übergewichtige können bis zu 160 Millarden Fettzellen haben, extrem schlanke Personen weisen nur 20 Milliarden auf.

Risikofaktor zu viele gesättigte Fettsäuren

Zahlreiche Studien empfehlen, die Aufnahme von gesättigten Fettsäuren möglichst zu reduzieren. Diese Fettbestandteile erhöhen den Cholesterinspiegel, genauer gesagt den LDL-Cholesterinspiegel im Blut, was mit ein Hauptgrund für arteriosklerotische Gefäßverengungen ist. Dafür verringern sie das »nützliche« Cholesterin, die HDL-Werte im Blut, die für eine Senkung des Gesamtcholesterins sorgen. Wenn man gesättigte Fettsäuren tierischen Ursprungs verzehrt, treibt das die Gesamtcholesterinwerte noch zusätzlich nach oben, weil solche Produkte auch viel Cholesterin enthalten.

Gesättigte Fettsäuren lassen zudem die Blutplättchen leicht verklumpen und vergrößern damit die Gefahr völliger Gefäßverschlüsse, wie sie beispielsweise bei einem Herzinfarkt auftreten.

Ein Zuviel an gesättigten Fettsäuren wird auch als die Hauptursache für Übergewicht angesehen, weil diese schwerfälligen Nahrungssubstanzen einem Wachstum der Fettzellen an Bauch, Hüften und Po eher Vorschub leisten als ihre ungesättigten Verwandten, die für vielerlei Stoffwechselvorgänge gebraucht werden. Übergewicht ist nicht nur ein Schönheitsproblem. Es verursacht auch Konditionsschwäche, Herz-Kreislauf-Beschwerden, Atemnot, Schweißausbrüche, Gelenkschmerzen u.v.a.m.

Bei Diäten wird das Fett in den Zellen zwar abgebaut, die Fettzelle schrumpft aber nicht, sondern behält ihre »erweiterte« Größe. Jede Schlankheitskur wirkt deshalb nur, wenn zusätzlich Sport getrieben wird.

Wichtige Fettsäuren

(Beispiel: Die Abkürzung C18:1 für die Ölsäure bedeutet, dass diese Fettsäure aus 18 Kohlenstoffatomen besteht und über eine Doppelbindung verfügt).

Fettsäuren	Abkürzung	Schmelzpunkt
GESÄTTIGT		
Myristinsäure	C14:0	54 °C
Palmitinsäure	C16:0	63 °C
Stearinsäure	C18:0	70 °C
EINFACH UNGESÄTTIGT		
Ölsäure	C18:1	13 °C
MEHRFACH UNGESÄTTIGT		
Linolsäure	C18:2	−5 °C
Linolensäure	C18:3	−11 °C
Eicosapentaensäure	C20:5	−50 °C
Docosahexaensäure	C22:6	−50 °C

Nicht zuletzt sind gesättigte Fettsäuren weitaus weniger bekömmlich als ungesättigte, was jeder zu spüren bekommt, der eine deftige Schlachtplatte verzehrt hat. Unseren Organismus kostet es weitaus mehr Mühe, diese reaktionsunlustigen Fettbestandteile zu verwerten, als ungesättigte Fettsäuren, die sich leichter aufspalten lassen.

Butter sollte man in der Küche nicht so oft zum Braten oder Backen verwenden, da die Fettsäuren nur schwer verdaulich sind.

Welche Fettsäuren stecken wo?

Als Faustregel gilt: Tierische Fette enthalten am meisten gesättigte und am wenigsten mehrfach ungesättigte Fettsäuren. Pflanzliche Öle und ölhaltige Pflanzenteile (Nüsse, Samen, Keime, Früchte, Kerne) sind die wichtigsten Spender mehrfach ungesättigter Fettsäuren in unserer Ernährung und enthalten am wenigsten gesättigte Fettsäuren.

Ausnahmen davon bilden Kokosfett und Palmfett, sie sind als einzige pflanzliche Fette ebenfalls reich an gesättigten Fettsäuren. Untypisch ist auch das Fett von Meeresfischen (Lachs, Hering, Kabeljau), das uns mit speziellen mehrfach ungesättigten Fettsäuren, so genannten Omega-3-Fettsäuren, versorgt, die kaum in anderen tierischen Fetten vorkommen.

Pflanzliche und tierische Fette im Vergleich

Reich an gesättigten Fettsäuren sind

Fettart	Gesättigt	Einfach ungesättigt	Mehrfach ungesättigt
Kokosfett	92 %	6 %	2 %
Butter bzw. Milchfett	60 %	37 %	3 %
Rindertalg	54 %	43 %	3 %
Palmfett	46 %	44 %	10 %
Schweineschmalz	43 %	49 %	8 %

Die einfach ungesättigten Fettsäuren sind nahezu in allen fetthaltigen Lebensmitteln enthalten, sowohl in tierischen (ca. 30 bis 50 Prozent) als auch in pflanzlichen (ca. 15 bis 75 Prozent). Eine absolute Spitzenstellung unter den Lieferanten für einfach ungesättigte Fettsäuren nimmt das Olivenöl ein. Es enthält rund 75 Prozent – in Einzelfällen sogar über 80 Prozent – an einfach ungesättigten Fettsäuren.

In dem nebenstehenden Vergleich (siehe Kasten) darf man sich von den Begriffen »Schweineschmalz« und »Rindertalg« nicht täuschen lassen. Damit ist sozusagen der Reinzustand der Fette von Schwein und Rind gemeint. Auch wer nicht gerade Schweineschmalz pur zu sich nimmt, verzehrt solche Fette in allen Lebensmitteln (Fleisch, Wurst etc.), die auf diese Tiere zurückgehen. Ähnlich verhält es sich mit Milchfett in verschiedenen Milchprodukten (Butter, Sahne, Käse, Quark etc.). Allerdings ist aufgrund spezieller Herstellungsverfahren für fettarme Kost der Gesamtfettanteil vieler Milchprodukte, etwa Magermilch oder Diätjoghurt, so niedrig, dass auch die Fettsäurenzusammensetzung kaum mehr von Belang ist.

Wichtige Omega-3-Fettsäuren

Die Omega-3-Fettsäuren im Fett von Fischen sind mit ein Grund dafür, warum Ernährungsexperten dazu raten, zwei- bis dreimal pro Woche Fisch zu verzehren. Den Namen verdanken diese Fettsäuren ihrer chemischen Struktur. Mit dem Buchstaben Omega beziffert man das letzte Kohlenstoffatom einer Fettsäurekette. Die Zahl 3 gibt an, wo, vom Ende her gezählt, die Fettsäure ihre erste Doppelbindung hat. Wie viel Doppelbindungen eine Omega-3-Fettsäure insgesamt aufweist, darüber gibt ihr Name keine Auskunft.

Die Wissenschaft konnte inzwischen nachweisen, dass das Fettsäuremuster im Muskel eines Tiers wesentlich vom dargereichten Futter bestimmt wird. Werden Schweine oder Rinder mit reichlich ungesättigten Fettsäuren gefüttert, sind im Fleisch der Tiere ebensolche nachzuweisen und umgekehrt. Das Gleiche gilt auch für Kuhmilch.

Es gibt Omega-3-Fettsäuren, die fünffach ungesättigt sind wie die Eicosapentaensäure oder dreifach ungesättigt wie die Alpha-Linolensäure. In jedem Fall sind Omega-3-Fettsäuren mehrfach ungesättigt.

Eine Münchner Studie erwies, dass reichlich Omega-3-Fettsäuren koronaren Herzkrankheiten nicht nur vorbeugen, sondern sie auch lindern bzw. bereits bestehende Arterienverengungen rückbilden können. Anlass für diese zweijährige Studie war die Erkenntnis, dass Eskimos, die sehr viel Fisch verzehren, praktisch keinen Herzinfarkt erleiden. Omega-3-Fettsäuren sind übrigens nicht nur in Frischfisch bzw. Fischölkapseln zu finden. Auch Dosenfisch ist reich an diesen hochwertigen Nährstoffen, da die üblichen Konservierungsverfahren das Fettsäurenmuster kaum beeinträchtigen.

Wesentlich schmackhafter als eine Fischkonserve dürfte jedoch ein in Olivenöl herausgebratenes Fischfilet sein, wie es in Mittelmeerländern zubereitet wird. Auch unsere heimischen Forellen enthalten Omega-3-Fettsäuren und schmecken, wenn nicht blau, am besten aus dem Ofen in Folie oder Bratschlauch, mit Olivenöl und Kräutern gedünstet.

Lebertran galt lange Zeit nicht zu Unrecht als äußert gesundes Heilmittel, wenn auch unangenehm schmeckend: Das Öl aus der Leber des Kabeljaus enthält mehrfach ungesättigte Omega-3-Fettsäuren, die Vitamine A und D sowie verschiedene Spurenelemente.

cis- und trans-Fettsäuren

Mit den Bezeichnungen »cis-« und »trans-Fettsäuren« wird eine Feinunterscheidung bei den Fettsäuren vorgenommen, die nicht unerheblich ist, wenn man um eine gesunde Ernährung bemüht ist. Ungesättigte Fettsäuren verfügen über eine oder mehrere Doppelbindungen. Bei einer solchen Doppelbindung hat die ansonsten geradlinige Kette der Kohlenstoffatome einer Fettsäure eine Einbuchtung. Weist die Atomkette hinter der Einbuchtung in eine andere Richtung als davor, ist es eine trans-Fettsäure, andernfalls eine cis-Fettsäure.

Trans-Fettsäuren kommen in geringen Mengen in Milch und Fleisch vor, entstehen aber vor allem durch die industrielle Härtung von Fetten. Gehärtete Fette finden sich in Fertigbackwaren, einigen Margarinen, Keksen, Konfekt, Chips, Fastfood oder Nuss-Nougat-Cremes (Etikett auf »gehärtete Fette« durchlesen). Der Nurses-Health-Studie zufolge verdoppelt sich das Herzinfarktrisiko bereits, wenn man den Anteil an trans-Fettsäuren in der Nahrung um lediglich zwei Prozent erhöht. Trans-Fettsäuren stehen im Verdacht, den Anteil an schädigendem LDL-Cholesterin im Blut zu erhöhen und das wertvolle HDL-Cholesterin zu senken.

Ganz anders die cis-Fettsäuren, die häufigste Fettsäureform in naturbelassenen Lebensmitteln. Die einfach ungesättigte Ölsäure im Olivenöl hat z. B. eine cis-Formation und wird folglich exakt C18:1-cis-Fettsäure genannt. Sie kann vom Organismus optimal verwertet werden und ist uneingeschränkt gesund.

Unerwünschte trans-Fettsäuren finden sich in naturbelassenen Olivenölen nicht. Sollte Olivenöl jedoch industriell gehärtet werden, beispielsweise zur Margarineherstellung, würde Elaidinsäure entstehen, die trans-Form der Ölsäure.

Die optimale Fettzusammenstellung

Fasst man den gegenwärtigen Kenntnisstand der Ernährungswissenschaft zum Thema »Fettkonsum« zusammen, ergeben sich folgende Empfehlungen, wie sie beispielsweise von der Deutschen Gesellschaft für Ernährung (DGE) oder der Europäischen Arteriosklerose-Gesellschaft formuliert wurden:

1. Höchstens ein Drittel aller Kalorien, die täglich verzehrt werden, sollte auf das Konto von Fetten gehen. Hierzulande verzehrt man die doppelte Menge!

Wer hin und wieder eine Praline nascht oder einen Hamburger verzehrt, ruiniert deswegen noch lange nicht seine Gesundheit. Wichtig ist nur, dass dem Körper regelmäßig frische, naturbelassene Lebensmittel zugeführt werden, die alle notwendigen Biostoffe enthalten.

2. Das Fett, das insgesamt verzehrt wird, sollte sich zu-sammensetzen aus:
▶ Ein Viertel bis ein Drittel gesättigten Fettsäuren
▶ Ein Drittel bis zur Hälfte einfach ungesättigten Fett-säuren
▶ Ein Viertel bis ein Drittel mehrfach ungesättigten Fettsäuren
▶ Möglichst keinen trans-Fettsäuren
Generell lässt sich sagen:
▶ Weniger tierische Produkte (Fleisch, Wurst, Milcher-zeugnisse) auf den Speiseplan
▶ Dafür mehr naturbelassene pflanzliche Öle zum Ein-satz bringen, vor allem Olivenöl
▶ Mehr Obst, Gemüse, Ölfrüchte (Oliven), Nüsse und ballaststoffreiche Lebensmittel (Vollkorn) essen
▶ Fertigprodukte mit gehärteten Fetten meiden

Die Fettverwertung im Organismus

Der Fettstoff-wechsel des Menschen kann sich im Alter noch einmal ändern und bedeutend empfindlicher werden.

Fette, die wir aufnehmen, gelangen in den Dünndarm und werden dort von Enzymen und Gallensäuren auf-bereitet, dass sie von den Zellen der Dünndarmwand re-sorbiert werden können. Dann müssen die aufgespalte-nen Fette neu zusammengesetzt werden, um mit dem Blut weiter transportiert werden zu können. Fette sind im wässrigen Blutplasma an sich nicht löslich und ge-langen nur in einer Eiweißhülle zu den weiteren Statio-nen im Organismus. Deshalb werden in den Zellen des Dünndarms Fett-Eiweiß-Partikel gebildet, so genannte Chylomikronen. Sie sind die erste Gruppe von vier Gruppen von Lipoproteinen (Lipo = Fett, Proteine = Ei-weiß), mit denen Fette durch unseren Blutkreislauf kur-sieren. Lipoproteine transportieren aber nicht nur Fett, sondern auch fettähnliche Substanzen wie Cholesterin.

Die Lipoproteine

● **Chylomikronen** bestehen aus 85 Prozent Fett, zwei Prozent Eiweiß, sechs Prozent Phosphatiden und sieben Prozent Cholesterin. Sie gelangen vom Dünndarm ins Blut und werden durch die Einwirkung von Enzymen (Lipoproteinlipase) zur Energiegewinnung oder zum Auffüllen von Fettdepots im Körper genutzt. Was übrig bleibt, gelangt zur Leber und wird weiterverarbeitet.

● **VLDL** bestehen aus 55 Prozent Fett, sieben Prozent Eiweiß, 18 Prozent Phosphatiden und 20 Prozent Cholesterin. Sie werden in der Leber gebildet und heißen wörtlich »very low densitiy lipoproteins«, also Fett-Eiweiß-Partikel sehr niedriger Dichte, wobei der geringe Eiweißanteil und dafür hohe Fett- und Cholesterinanteil für die »sehr niedrige Dichte« verantwortlich sind. VLDL transportieren in einem ersten Schritt Fette und Cholesterin von der Leber weg hin zu den Organen und Körperzellen. Je mehr Fett sie abgeben, desto kleiner werden sie. Zurück bleiben die LDL-Partikel.

● **LDL**, »low density lipoproteins«, Lipoproteine geringer Dichte, bestehen aus neun Prozent Fett, 21 Prozent Eiweiß, 23 Prozent Phosphatiden und 47 Prozent Cholesterin. Sie enthalten mit 47 Prozent von allen Fett-Eiweiß-Partikeln im Blut am meisten Cholesterin. Das Cholesterin ist für die Körperzellen bestimmt. Spezielle Rezeptoren an den Körperzellen bewerkstelligen die Cholesterinaufnahme.

● **HDL,** »high density lipoproteins«, Fett-Eiweiß-Körper von hoher Dichte, mit dem höchsten Eiweißanteil, bestehen aus sieben Prozent Fett, 47 Prozent Eiweiß, 28 Prozent Phosphatiden und 18 Prozent Cholesterin. Sie dienen dem Abtransport von Cholesterin, das in den Körperzellen nicht mehr benötigt wird, zur Leber. Dort wird das Cholesterin dann zur Produktion von Gallenflüssigkeit genutzt.

Die Schlüsselstellung der Lipoproteinrezeptoren der Körperzellen für die Höhe der Cholesterinwerte wurde von den Nobelpreisträgern L. Brown und J. Goldstein (Texas) entdeckt.

Das Cholesterinproblem

Cholesterin ist eine fettähnliche Substanz (Lipoid). Unser Organismus braucht eine gewisse Menge davon, um Gallensäuren aufzubauen oder Zellwachstum und Zellfunktionen in Gang zu halten. Cholesterin ist Bestandteil aller Zellmembranen im Körper und dient Hormonen wie Kortison und Östrogen als Baustoff. Etwa zwei Drittel bis drei Viertel des nötigen Cholesterins werden von der Leber synthetisiert. Der Rest stammt aus unseren Nahrungsmitteln. Besonders cholesterinreich sind Hirn, Eier, Leber und andere Innereien. Pflanzliche Öle wie Olivenöl enthalten nahezu kein Cholesterin oder nur geringste Mengen davon.

Eier, und darin vor allem das Eigelb, enthalten relativ viel ungesundes Cholesterin, weshalb man ihren Verzehr auch in Grenzen halten sollte.

Es steht außer Frage, dass erhöhte Cholesterinwerte ein erhebliches Gesundheitsrisiko darstellen und für arteriosklerotische Prozesse bis hin zu Herzinfarkt oder Schlaganfall verantwortlich sind. Bei Gesamtcholesterinwerten über 260 mg/dl (Milligramm pro Deziliter Blut) ist das Risiko, einen Herzinfarkt zu erleiden, schon doppelt so groß wie bei 200 mg/dl.

Olivenöl verbessert die LDL-Werte

Besonderes Augenmerk sollte erst in zweiter Linie auf die Gesamtcholesterinwerte gelegt werden, also auf die Menge des Cholesterins, die sich insgesamt in Lipoproteinen verpackt im Blut befindet. Bedeutender ist, um welche Art der Verpackung es sich handelt.

Erwünschte Cholesterinwerte

- Gesamtcholesterin   unter 220 mg/dl
- LDL-Cholesterin   unter 150 mg/dl
- HDL-Cholesterin   über 40 mg/dl

Für Gefäßverengungen sind in erster Linie die cholesterinreichen LDL-Partikel verantwortlich. Sind zu viele LDL im Blut, kann sich ihre fettige Fracht an den Arterienwänden festsetzen und in einem schleichenden Prozess den Blutfluss mehr und mehr blockieren. LDL-Werte über 190 mg/dl stellen für erwachsene Männer ein 100fach (!) höheres Herzinfarktrisiko dar als Werte unter 120 mg/dl.

Erhöht man den Anteil an ungesättigten Fettsäuren in der Nahrung, beispielsweise durch den Verzehr von reichlich Olivenöl, lassen sich die LDL-Werte senken, Untersuchungen zufolge um 15 bis 20 Prozent. Diese Wirkung beruht jedoch nicht ausschließlich auf dem gesunden Fettsäuremuster des Olivenöls, sondern auch auf dem Umstand, dass Olivenöl kein Cholesterin enthält. Hinzu kommt, dass der Fettbedarf des Organismus nicht mehr in so hohem Maß durch tierische Fette gedeckt werden muss – die ausnahmslos Cholesterin mit sich führen –, wenn Olivenöl regelmäßig auf dem Speiseplan steht.

Nützliche HDL-Teilchen

Anders als die übrigen Lipoproteine verhalten sich die HDL-Partikel. Sie sind für den Abtransport überschüssigen Cholesterins zuständig. Sie helfen somit, den Gesamtcholesterinspiegel zu senken. Erwiesen ist, dass eine olivenölreiche Kost die HDL-Werte nicht negativ beeinflusst und einen Cholesterinabtransport nicht behindert. Darüber hinaus ist aufgrund von Untersuchungen möglicherweise sogar davon auszugehen, dass eine solche Kostform die HDL-Werte noch erhöhen kann, was außerordentlich positiv zu bewerten wäre. Denn hohe HDL-Werte schützen vor cholesterinbedingten Gefäßschäden.

Heißhunger auf Geräuchertes, Saures oder Süßes geht nicht nur auf einen psychischen Impuls zurück, sondern zeigt an, dass dem Körper gewisse Mineralstoffe oder Spurenelemente fehlen. Bei einer ausgewogenen Ernährung treten diese Mangelerscheinungen erst gar nicht auf.

Fettstoffwechselstörungen

Störungen im Fettstoffwechsel zeigen sich entweder in erhöhten Cholesterinwerten (Hypercholesterinämie) und/oder in erhöhten Fettkonzentrationen im Blut (Hypertriglyzeridämie). Dies kann erblich bedingt sein wie beispielsweise im Fall einer familiären Hypercholesterinämie. Hier sind die Aufnahmestellen, die Rezeptoren, für LDL-Partikel an den Körperzellen infolge genetischer Fehlinformationen defekt. Können sich die Zellen die LDL-Partikel nicht richtig einverleiben, bleiben die kleinen Cholesterinbomber im Blut zurück und verstopfen die Gefäße. Neben genetischen Ursachen kann auch die Einnahme von Medikamenten vorübergehend zu solchen Fettstoffwechselstörungen führen.

Bei genetisch bedingtem hohem Cholesterin kommt es auch in jungen Jahren zu sehr hohem Blutdruck, der unbedingt vom Arzt überwacht werden sollte. Bei Frauen kann es zudem zu Unverträglichkeiten der Antibabypille kommen.

Doch in der Regel liegt die Ursache in einer falschen Ernährung. Wer zu viel fettreiche Speisen zu sich nimmt, vor allem in Form tierischer Produkte, überfordert die Aufnahmemechanismen der Körperzellen. Die Stoffe verbleiben im Blut und überfrachten die Gefäßwände mit Ablagerungen. Besonders ein hoher Anteil an gesättigten Fettsäuren in der Nahrung ist für eine Störung der LDL-Rezeptoren verantwortlich. Doch auch Zucker und Alkohol spielen eine starke Rolle. Sie werden in der Leber besonders leicht zu Fett umgewandelt und erhöhen, wenn man sie im Übermaß konsumiert, die Blutfettwerte.

Öle – unverzichtbare Nährstofflieferanten

Seit Ernährungsexperten von den gesundheitlichen Nachteilen überzeugt sind, die gesättigte Fettsäuren, also vornehmlich Fette tierischen Ursprungs, mit sich bringen können, stehen pflanzliche Öle wie Sonnenblumen-, Weizenkeim-, Leinsamen- oder Distelöl hoch im Kurs. Dem Olivenöl wurde diesbezüglich bis vor etwa zehn Jahren noch vergleichsweise wenig Beachtung geschenkt. Das Augenmerk der Wissenschaftler richtete sich vor allem auf die mehrfach ungesättigten Fettsäuren, aus denen eine Reihe anderer pflanzlicher Öle zu einem relativ hohen Prozentsatz bestehen.

Die meisten dieser Fettsäuren wie Linol- oder Linolensäure werden essenziell genannt, weil sie für den menschlichen Organismus unentbehrlich sind und praktisch nicht durch Umwandlungsprozesse hergestellt werden können, sondern unabdingbar mit der Nahrung aufgenommen werden müssen.

Die essenziellen Fettsäuren erfüllen eine Reihe wichtiger Funktionen im menschlichen Organismus:

▶ Sie liefern wie alle anderen Fettstoffe Energie, die für den Stoffwechsel benötigt wird.

▶ Sie sind unverzichtbar für die Zellatmung, für die Versorgung der Zellmitochondrien mit Sauerstoff.

▶ Sie dienen den Zellmembranen in abgewandelter Form als Baustoff und beeinflussen damit alle Austauschprozesse der Zellen mit der Gewebeflüssigkeit und dem Blut.

▶ Sie sind Ausgangsstoff für entzündungshemmende Gewebehormone (Prostaglandine).

▶ Sie verbinden sich besonders leicht mit Eiweißkörpern zu Lipoproteinen, die unverzichtbar für den Fett- und Cholesterintransport im Blut sind.

▶ Sie helfen, den Gesamtcholesterinspiegel zu senken.

▶ Sie lassen überflüssige Pfunde leichter schmelzen und beugen Übergewicht vor.

▶ Fehlen essenzielle Fettsäuren in der Nahrung, treten Hautkrankheiten, Leberschäden, Nierenblutungen oder krankhafte Blutbildveränderungen auf.

Ohne die Aufnahme von Eiweiß, Kohlenhydraten und Fettsäuren kann der menschliche Organismus nicht überleben. Das Chemielabor Körper funktioniert vor allem dann reibungslos, wenn es diese Grundstoffe in ausgewogener Menge zugeführt bekommt.

Die Wende zum Olivenöl

Die wissenschaftlich untermauerten Erkenntnisse verhalfen den essenziellen Fettsäuren gewissermaßen zum Siegeszug und ließen alle Speiseöle, die reichlich davon enthalten, als die besten erscheinen. Nach neueren Studien müssen jetzt jedoch einige Einschränkungen davon vorgenommen werden. Es gab Hinweise darauf, dass ein gesteigerter Konsum von Linolsäure, der wichtigsten zweifach ungesättigten Fettsäure, möglicherweise das Krebsrisiko erhöht. Diese Fettsubstanz ist am stärksten in Distel- (78 Prozent), Traubenkern- (70 Prozent), Sonnenblumen- (63 Prozent), Walnuss- (60 Prozent), Weizenkeim- (57 Prozent), Soja- (56 Prozent) und Maiskeimöl (52 Prozent) vertreten. Olivenöl enthält gerade einmal neun Prozent Linolsäure.

Und genauso steht fest: Kein Mensch kann ohne Linolsäure existieren. Der tägliche Verzehr einer normalen Menge von beispielsweise ein bis zwei Esslöffeln eines linolsäurereichen Öls ist also nach wie vor uneingeschränkt zu empfehlen. Offensichtlich gilt es also Maß zu halten auch bei den gesündesten Lebensmitteln. Immerhin weist schon Muttermilch einen Gehalt von zehn Prozent Linolsäure auf. Das Urlebensmittel der Menschheit, die Muttermilch, besteht somit, nebenbei erwähnt, fast zum gleichen Prozentsatz aus Linolsäure wie Olivenöl. Der mediterrane Brauch, dem Inhalt des Babyfläschchens öfter mal ein paar Spritzer Olivenöl zuzugeben, ist so gesehen sinnvoll.

Inhaltsstoffe des Olivenöls

Olivenöl besteht zu 99 Prozent aus Fettstoffen. Die prozentuale Aufteilung kann allerdings beträchtlichen Schwankungen unterliegen, je nach Anbaugebiet, Sorte,

Wer sich gesund ernährt und weitgehend auf Genussgifte verzichtet, kann sich auf sein natürliches Körperempfinden verlassen. Unser Organismus sagt uns stets genau, was er haben möchte, was ihm gerade fehlt. Wenn man im Einklang mit den Bedürfnissen des Körpers lebt, erübrigt es sich auch, komplizierte Nährwerttabellen zu studieren.

Der Fettsäureanteil von Ölen im Vergleich

PFLANZENÖL	FETTSÄUREN IN PROZENT			
	Gesättigt	Einfach ungesättigt	Zweifach ungesättigt	Dreifach ungesättigt
Distelöl	8,5	13	78	0,5
Erdnussöl	19,5	37	42	1,5
Kürbiskernöl	19,2	28	52	0,8
Leinöl	10	18	14	58
Maiskeimöl	13	28	57	2
Mohnöl	15,2	16	68	0,8
Olivenöl	14	76	9	1
Rapsöl	5	65	20	10
Sesamöl	13,5	42	44	0,5
Sojaöl	15	21	56	8
Sonnenblumenöl	12,5	24	63	0,5
Traubenkernöl	10,5	19	70	0,5
Walnussöl	8	20	60	12
Weizenkeimöl	16	22	57	5

Behandlungsweise und Reifegrad der Früchte. In der Regel werden etwa ausgewiesen:

▶ Gesättigte Fettsäuren: 14 Prozent
▶ Einfach ungesättigte Fettsäuren: 76 Prozent
▶ Mehrfach ungesättigte Fettsäuren: zehn Prozent

Neben Fett enthält Olivenöl auch ein Prozent anderer Substanzen, die für eine Reihe wichtiger Funktionen im menschlichen Organismus unentbehrlich sind:

▶ Vitamin E (hauptsächlich alpha-Tokopherol): 13 bis 17 Milligramm pro 100 Gramm
▶ Provitamin Beta-Karotin: 0,03 bis 0,37 Milligramm pro 100 Gramm
▶ Vitamin D in geringen Mengen
▶ In Spuren Kalium, Kalzium, Magnesium

Es ist durchaus empfehlenswert, beim Gebrauch der Speiseöle abzuwechseln und nicht jahrelang immer nur ein und dieselbe Sorte zu verwenden.

Fettsäuren im Olivenöl

Fasst man alle Analysen zusammen, ergibt sich etwa folgendes Bild:
- Gesättigte Fettsäuren   8 bis 25 Prozent
- Einfach ungesättigte Fettsäuren   55 bis 86 Prozent
- Mehrfach ungesättigte Fettsäuren   4 bis 21 Prozent

Die genaue Aufschlüsselung der Fettsäuren lautet:

Palmitinsäure ($C16:0$)	7,1 bis 21 Prozent	Gesättigt
Stearinsäure ($C18:0$)	0,3 bis 3,8 Prozent	Gesättigt
Palmitoleinsäure ($C16:1$)	0,2 bis 5,5 Prozent	Einfach ungesättigt
Myristin-, Laurin-, Arachidon- und Linolensäure	0,1 bis 1,0 Prozent	Mehrfach ungesättigt
Ölsäure ($C18:1$)	54,0 bis 93,5 Prozent	Einfach ungesättigt
Linolsäure ($C18:2$)	1,0 bis 23,6 Prozent	Zweifach ungesättigt

▶ Squalen, Alpha- und Beta-Sitosterin, Stigmasterin, Campesterol, Phenole, Polyphenole, Oleuropein

▶ Farbstoffe (Chlorophyll) und Aromastoffe

Ranziges Öl, ganz gleich welcher Sorte, sollte nicht mehr verwendet werden, da dessen Fettsäuren im menschlichen Organismus erheblichen Schaden anrichten können.

Unter all diesen Stoffen kommt vor allem dem hochwertigen Vitamin E eine maßgebliche Funktion innerhalb das Zellschutzsystems und der Immunabwehr zu.

Olivenöl wird nicht leicht ranzig

Neuerliche Schützenhilfe für das »mediterrane Gold« gegenüber anderen Ölen leistete die moderne Arterioskleroseforschung. Heute weiß man, dass Linolsäure und andere mehrfach ungesättigte Fettsäuren eher oxidativen Prozessen unterliegen als einfach ungesättigte Fettsäuren, aus denen Olivenöl größtenteils besteht. Die mehrfach ungesättigten Fettsäuren sind reaktionsfreudige Substanzen, die sich leicht mit anderen Stoffen wie Sauerstoff verbinden.

Das kann man schon in der Küche bzw. der Speisekammer beobachten. Leinöl mit dem höchsten Anteil an mehrfach ungesättigten Fettsäuren (58 Prozent dreifach ungesättigt, 14 Prozent zweifach ungesättigt) ist äußerst empfindlich und wird, wenn man es unverschlossen der Luft aussetzt, am schnellsten ranzig. Olivenöl hingegen hat mit seinen 75 Prozent einfach ungesättigten und nur zehn Prozent mehrfach ungesättigten Fettsäuren die längste Haltbarkeit von allen nativen (naturbelassenen) Pflanzenölen.

Dunkelheit schützt vor Oxidation

Dem entgegen steht allerdings das Chlorophyll im Olivenöl (und auch in einigen anderen Ölen). Das Blattgrün kann bei Licht oxidieren und das Öl unabhängig von seinem relativ oxidationsbeständigen Fettsäurenmuster Schaden nehmen. Olivenöl sollte deshalb stets dunkel gelagert werden. Nur bei Dunkelheit wirkt das Chlorophyll im Verbund mit phenolischen Substanzen oxidationshemmend und schützt dann zusätzlich vor einem Verderb des Öls. Bei einem Oxidationsprozess wird außerdem das Vitamin E weitgehend zerstört.

Abgesehen von den Effekten einer Lichteinwirkung vollzieht sich mit Fettstoffen innerhalb unseres Organismus ein vergleichbares Geschehen. Auch dort können Fettsäuren ranzig werden und sich dann an den Gefäßwänden als Abfallprodukte ablagern.

Verhängnisvoll ist vor allem eine Oxidation von Fetten und fettähnlichen Substanzen, die sich als Bausteine der LDL-Partikel ständig durch unseren Blutkreislauf bewegen. Wenn freie Radikale die Fettmoleküle in den LDL-Partikeln oxidieren, degenerieren die Fettteilchen und neigen, bildlich gesprochen, dazu, die Blutwege zu verkleben. Darin ist nach heutiger Auffassung vieler Wissenschaftler der Hauptgrund für die Volkskrankheit Arteriosklerose zu suchen.

Chlorophyll assimiliert mit Hilfe des Sonnenlichts Kohlendioxid und gibt der Pflanze damit nicht nur die grüne Farbe, sondern hält sie auch am Leben.

Risikofaktor freie Radikale

Freie Radikale sind Atome oder Moleküle, meist Sauerstoffmoleküle, die über ein unvollständiges Elektronenpaar verfügen, sozusagen ein Elektron zu wenig haben. Um ihr Defizit auszugleichen, entreißen sie anderen Molekülen ein Elektron und setzen so eine zerstörerische Kettenreaktion in Gang, weil dem jeweils nächsten Molekül dann seinerseits ein Elektron fehlt. Fettmoleküle, die sich, eingebunden in Fett-Eiweiß-Partikel, durchs Blut bewegen, können auf diese Weise verderben. Auch die fetthaltigen Zellmembrane und andere Bestandteile der Körperzellen können durch freie Radikale schwer geschädigt werden.

Der Stoffwechsel kann nicht reibungslos arbeiten, wenn er zu viele Gifte entsorgen muss und zu träge wird. Gerade deshalb sind leichte Sportarten und viel Bewegung notwendig für die Erhaltung der Gesundheit: Schlacken und Stoffwechselrestprodukte können leichter abgebaut werden.

Risikofaktoren Genussgifte

Eine gewisse Menge an freien Radikalen kursiert immer innerhalb des Organismus. Freie Radikale sind u. a. ein Produkt der Sauerstoffverwertung und werden normalerweise von Antioxidanzien wie Vitamin E, C oder Selen in Schach gehalten. Problematisch wird es, wenn die Zahl der Radikale steigt, weil Nikotin, Abgase, Stickoxide, Pestizide, erhöhte Belastungen durch Ozon oder UV-Strahlen auf den Organismus einwirken. Ein Übermaß an freien Radikalen ist verantwortlich für:

▶ Arteriosklerotische Prozesse
▶ Gewebeschäden, Krebs
▶ Vorzeitige Alterungserscheinungen
▶ Immunschwäche

Mit der beste Schutz gegenüber freien Radikalen ist eine gesunde Ernährung mit reichlich Antioxidanzien und Fettstoffen wie denen des Olivenöls. Es sorgt im Organismus für ein höheres Aufkommen an einfach ungesättigten Fettsäuren, die relativ widerstandsfähig sind.

Die Lipidperoxidation

Die LDL-Partikel in unserem Blutplasma haben die Form von Kügelchen. Ihr Kern besteht aus Fetten und Cholesterin, ihre äußere Hülle aus Fett-Eiweiß-Verbindungen und Phospholipiden. Außerdem finden sich in den Fettkügelchen Antioxidanzien wie Vitamin E (alpha-Tokopherol) oder Vitamin C.

Eine degenerierende Oxidation der LDL-Partikel nennt man Lipidperoxidation. Deren Ablauf kann man sich in etwa so vorstellen:

Innerhalb des Blutplasmas scheinen die LDL-Partikel noch weitgehend vor einem Angriff der freien Radikale geschützt zu sein, da im Plasma ausreichend Antioxidanzien vorhanden sind. Lagern sich die Partikel jedoch in einer Arterienwand ein, kann es zu oxidativen Veränderungen der Partikel kommen. Die Antioxidanzien, die sich innerhalb der LDL befinden, bieten zwar noch eine Zeit lang Schutz vor den aggressiven Sauer-

Im Reagenzglas zeigte sich, dass LDL-Partikel, die reichlich mehrfach ungesättigte Fettsäuren enthalten, eher durch freie Radikale oxidiert werden als LDL-Partikel, die einen großen Anteil einfach ungesättigter Fettsäuren aufweisen.

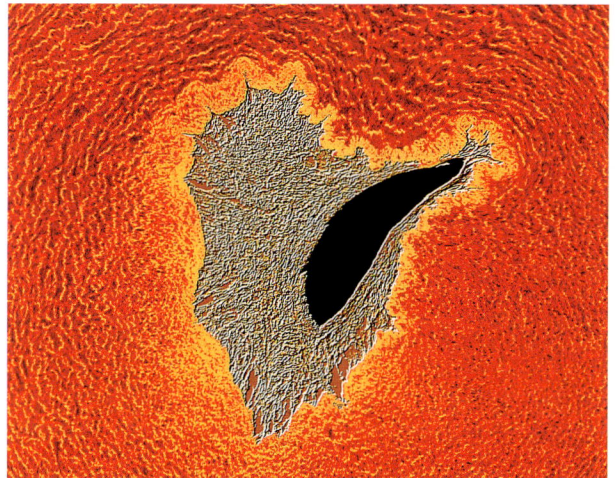

Ein durch Ablagerungen geschädigtes Gefäß: Der ursprüngliche Gefäßdurchmesser (hellrot) ist auf etwa ein Fünftel geschrumpft (schwarz).

stoffmolekülen, doch sobald ihre Abwehrkraft erschöpft ist, beginnen die freien Radikale, die Fettpartikel zu zersetzen. Das erkennt unser Immunsystem und schickt ein Heer von Makrophagen, die die befallenen Fettpartikel entsorgen sollen.

Makrophagen, auch Riesenfresszellen genannt, werden im Knochenmark gebildet und patrouillieren ständig mit dem Blut durch den Organismus, um degeneriertes Zellmaterial zu zersetzen und in sich aufzunehmen. Bei den degenerierten Fettpartikeln »überfressen« sich die Makrophagen regelrecht, blähen sich auf und werden zu so genannten Schaumzellen.

Sammeln sich viele Schaumzellen an einer Stelle im Blutgefäß an, entstehen dort fettige Ablagerungen und mit der Zeit fibröse Plaques, narbenähnliche Erscheinungen, die das Blutgefäß verengen und den Blutfluss behindern. Die von Plaques befallenen Blutgefäße sind zudem nicht so stabil wie gesunde und weisen kleine Verletzungen auf. Eine zusätzliche Anhäufung von Blutzellen, die die eingetretenen Schäden kitten wollen, kann dann zu einem völligen Gefäßverschluss mit den Folgen eines Herzinfarkts oder Schlaganfalls führen. Da sich in den Plaques auch Kalzium ablagert, spricht man von Arterienverkalkung.

Die Makrophagen sind eine wichtige Unterabteilung des Immunsystems. Mit Hilfe von Enzymen lösen sie abgestorbene Gewebeteilchen, Schadstoffe oder Bakterien einfach auf.

Gesundheitselixier Vitamin E

Pflanzliche Öle wie Olivenöl oder Früchte wie Oliven und Nüsse gehören zu den wichtigsten Vitamin-E-Spendern in unserer Nahrung. Dieses Vitamin ist neben Vitamin A und C auch das bedeutendste Vitamin, wenn es um den Schutz vor Krebserkrankungen geht.

Vitamin E bewahrt Zellmembranen und Fettpartikel im Blut vor oxidativen Veränderungen durch freie

Radikale. Krebserkrankungen gehen immer auf Zell-
schädigungen zurück, wobei Schäden durch freie Radikale neben genetischen Anlagen an erster Stelle der
Krebsverursacher stehen dürften.

Gegen diese Zerstörung ist ausnahmsweise kein Kraut,
sondern eine Frucht gewachsen. Oliven, Olivenöl und
andere pflanzliche Öle versorgen uns ausreichend mit
Vitamin E und machen, wenn man sie großzügig verwendet, einen Zukauf von Vitamin-E-Präparaten nicht
mehr nötig. Zudem hat sich in Studien erwiesen, dass
Vitamine in ihrer natürlichen Verpackung besser vom
Organismus verwertet werden können als in Form von
Präparaten. Insgesamt gesehen, schützt Vitamin E vor:

▶ Arteriosklerotischen Prozessen
▶ Faltenbildung
▶ Gedächtnisschwäche
▶ Gelenkbeschwerden
▶ Hautdegenerationen
▶ Immunschwäche
▶ Krebsentstehung
▶ Leistungsabfall
▶ Vorzeitigen Alterserscheinungen

Sekundäre Antioxidanzien

Die Erforschung sekundärer Pflanzenstoffe steht erst
am Anfang, kann aber schon mit viel versprechenden
Ergebnissen aufwarten.

Sekundäre Pflanzenstoffe werden in Blättern, Stängeln,
Früchten oder Samen von Pflanzen gebildet, um sie vor
Schädlingen zu schützen, das Wachstum zu steuern oder
als Farbgeber zu dienen. Pflanzlichen Nahrungsmitteln
verschaffen sie Duft, Aroma und ein farbiges Aussehen.
Im menschlichen Organismus entfalten einige dieser
Substanzen eine Reihe segensreicher Wirkungen.

**Damit der Kör-
per auch wirk-
lich gegen freie
Radikale ge-
wappnet ist,
sollte man Vit-
amin E immer in
Kombination
mit Vitamin C,
Provitamin A
und dem Spu-
renelement
Selen verab-
reichen.**

Frauen in Mittelmeerländern haben durch den Genuss von Olivenöl nachweislich seltener Brustkrebs als nordeuropäische Frauen. Selbstverständlich sollte darüber hinaus ein gesundes Leben geführt und Psychostress unbedingt vermieden werden.

In Bezug auf die Krebsvorbeugung ist vor allem eine Gruppe sekundärer Pflanzenstoffe interessant, die sekundäre Antioxidanzien genannt werden. Wie Vitamin E oder C schützen sie die Zellen vor freien Radikalen, was Tumorbildungen vorbeugt. Sie fangen die aggressiven Sauerstoffmoleküle ab oder helfen Oxidationen zu vermeiden, die Metallionen auslösen. Dabei entfalten sie einen stark synergetischen Effekt, das bedeutet, sie steigern die Wirksamkeit der primären Antioxidanzien, der Vitamine E und C und anderer Stoffe, zum Teil ganz erheblich. Das erklärt, warum Vitamine in ihrem natürlichen Vorkommen, im Verbund mit solchen sekundären Pflanzenstoffen besser wirken als Vitaminpräparate.

In Oliven und Olivenöl finden sich an sekundären Antioxidanzien phenolische Verbindungen, Phenolsäuren und Polyphenole (wie z. B. Flavonoide). Sie geben dem Olivenöl den unverwechselbaren Geschmack, Geruch und Farbton und helfen im Inneren des menschlichen

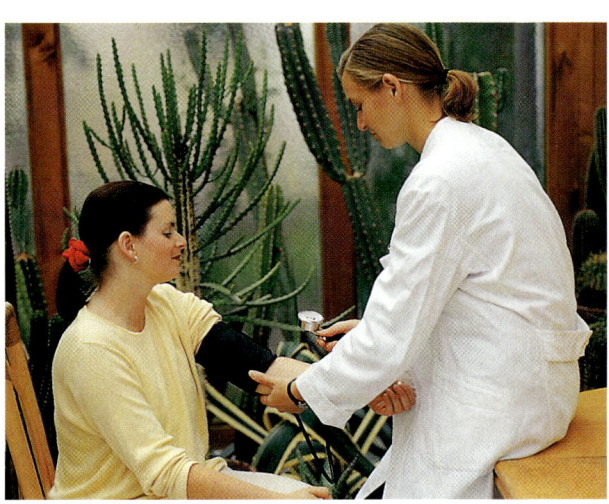

Olivenöl als Heilmittel: Es senkt beispielsweise den Blutdruck und wirkt Herzrhythmusstörungen entgegen.

Organismus, oxidativen Stress zu bekämpfen. Darüber hinaus haben sie entzündungshemmende und im Fall der Flavonoide auch gefäßschützende Eigenschaften. Der Zusammenhang zwischen einer hohen Flavonoidaufnahme und einer geringeren Sterblichkeit infolge koronarer Herzkrankheiten ist erwiesen.

Flavonoide sind vor allem an der Farbgebung des Olivenöls und der Oliven beteiligt, was den ernährungsphysiologisch höheren Wert naturbelassener Olivenöle gegenüber den durch die Raffination annähernd klaren Ölen bedingt. Andere sekundäre Antioxidanzien im Olivenöl sind Alpha- und Beta-Sitosterin, Beta-Karotin und unter bestimmten Bedingungen auch Oleuropein sowie das für den grünen Farbstoff verantwortliche Chlorophyll.

Oleuropein und Squalen

Die beiden sekundären Pflanzenstoffe Oleuropein und Squalen im Olivenöl bewirken im menschlichen Organismus Erstaunliches: Ersteres hilft bei erhöhtem Blutdruck und Herzrhythmusstörungen, Squalen beeinflusst den Cholesterinhaushalt günstig. »Grüne Öle«, die aus unreifen grünen Oliven gepresst werden, enthalten einen höheren Anteil dieser beiden Pflanzenstoffe als Öl aus schwarzen Oliven.

Olivenöl als vorbeugendes Heilmittel

Olivenöl hilft bei Magenübersäuerung, Sodbrennen sowie bei Magen- und Darmgeschwüren, die auf eine übermäßige Magensäureproduktion zurückzuführen sind. Bei einer Studie mit Patienten, die an Magen- oder Darmgeschwüren erkrankt waren, erbrachte die regelmäßige Olivenöleinnahme folgendes Ergebnis:

Hoher Blutdruck geht nicht selten mit hohen Cholesterinwerten einher. Dem kann man durch gesunde Ernährung, durch regelmäßige Bewegung an der frischen Luft sowie durch den Verzicht auf Nikotin und Alkohol entgegenwirken.

▶ Bei 30 Prozent der Patienten gingen die Geschwüre zurück.

▶ Bei 55 Prozent vernarbten die Geschwüre.

Bei ernsteren Magenproblemen ist natürlich immer ein Arzt zurate zu ziehen. Doch lässt sich, wie die Studien zeigen, in vielen Fällen mit regelmäßigen Olivenölgaben eine echte Heilwirkung erzielen.

Schutz vor Gallensteinen

Gallenflüssigkeit wird in der Leber aus Cholesterin gebildet und gelangt über die Gallenblase in den Dünndarm, wo sie zur Fettverdauung nötig ist. Gallensteine bestehen aus Cholesterinablagerungen, Kalk und anderen Substanzen. Wieso sie sich bilden, ist noch unerforscht, doch man weiß, dass Übergewicht, Diabetes und Leberkrankheiten als Risikofaktoren gelten.

Seit längerem ist auch bekannt, dass eine olivenölreiche, mediterrane Ernährungsweise relativ selten Gallensteine aufkommen lässt. Möglicherweise liegt die Ursache darin, dass Olivenöl die Gallenblasendrainage stimuliert, indem es für eine Entspannung des Schließmuskels am Gallenblasenausgang sorgt. Für diesen Effekt genügen schon relativ geringe Mengen Olivenöl auf dem täglichen Speiseplan.

Klinische Tests mit Patienten, die für eine Gallenblasenoperation vorgemerkt waren, erbrachten den Nachweis, dass täglich 50 Milliliter Olivenöl mit etwas Orangensaft vermischt die Schmerzen deutlich zurückgehen ließen.

Wirksam gegen Osteoporose

Eine olivenölreiche Ernährung hilft, den Kalkbestand der Knochen aufrechtzuerhalten und so vor einer Demineralisation der Knochen, der Hauptursache von Osteoporose, zu schützen. Ausgangspunkt war die Beobachtung, dass im Mittelmeerraum, wo viel Olivenöl konsumiert wird, ältere Frauen vergleichsweise wenig Probleme mit osteoporotischen Veränderungen haben. Eine Studie der Universität Paris lieferte schließlich den

Gesundheitselixier Olivenöl

- Beugt Übergewicht vor und hilft beim Abnehmen
- Reguliert die Cholesterinwerte
- Vermindert das Arterioskleroserisiko
- Beugt Herz-Kreislauf-Erkrankungen vor
- Ist das optimale Speisefett bei koronaren Herzerkrankungen
- Wirkt günstig bei hohem Blutdruck
- Regt den Gallenfluss an und erschwert die Gallensteinbildung
- Reduziert ein Zuviel an Magensäure und schont die Magenwände
- Ist leicht verdaulich und optimiert die übrige Nährstoffaufnahme
- Enthält ausreichend Linolsäure, die für entzündungshemmende Hormone und die Zellatmung unentbehrlich ist
- Vermindert Knochenschwund (Osteoporose) im fortgeschrittenen Alter
- Versorgt mit vor Krebs schützenden Antioxidanzien; diese Substanzen stärken auch das Immunsystem und bewahren vor vorzeitigen Alterungsprozessen
- Verbessert bei stillenden Müttern die Qualität der Muttermilch

Es gibt keine einzige Studie oder Untersuchung, die naturbelassenem Olivenöl eine wie auch immer geartete negative Wirkung auf den menschlichen Organismus bescheinigen würde.

Nachweis: Danach sind die positiven Auswirkungen regelmäßigen Olivenölkonsums auf den Zustand der Knochen mindestens mit denen gleichzusetzen, die Bewegung und körperliche Ertüchtigung mit sich bringen. Schon ein halber Liter Olivenöl pro Monat, so die Studie, erbringt diesen positiven Effekt. Der Einfluss der Nahrungsfette auch auf die Mineralisation der Knochen steht damit außer Frage.

Schönheitspflege mit Olivenöl

Olivenöl steht in den Mittelmeerländern seit der Antike in dem Ruf, nicht nur ein wunderbares Heilmittel, sondern auch ein Schönheitselixier für die Haut- und Haarpflege zu sein. Massagen, Bäder und Anwendungen auf Ölbasis fördern zudem die Entspannung des Körpers. Olivenöl trägt mit seinen beruhigenden und stärkenden Inhaltsstoffen spürbar zur Stressbewältigung bei und ist damit wesentlicher Teil einer ganzheitlichen Schönheitspflege.

Die Haut verwöhnen

Olivenöl beugt der Austrocknung der Haut und damit der Fältchenbildung vor. Das Vitamin E im Olivenöl schützt besonders vor vorzeitigen Alterserscheinungen. Da heute vermehrt Allergien auf chemisch hergestellte Stoffe bestehen, ist es ratsam, auf die altbewährten Rezepte zurückzugreifen. Man sollte jedoch für alle kosmetischen Zwecke ein qualitativ hochwertiges Olivenöl wählen.

Die richtige Mischung

Grundsätzlich eignet sich Olivenöl als Basisöl für jeden Hauttyp, wenn es als Badezusatz, Körperöl, zur Haarpflege oder als Handöl benutzt wird. Zur Herstellung von Gesichtsölen mag man Jojoba- oder Calendulaöl vorziehen, da diese von leichterer Konsistenz sind und besser in die Haut einziehen. Als Faustregel gilt, dass vor allem normale, trockene, reife sowie Mischhaut gut auf Olivenöl reagiert.

Das Olivenöl kann pur verwendet oder mit ein paar Tropfen naturreinen Aromaölen verfeinert werden.

● Anregende, wärmende Essenzen sind beispielsweise Rosmarin-, Kiefernnadel-, Salbei- oder Thymianöl.

● Kühlende und belebende Essenzen sind Bergamotte-, Pfeffeminz- oder Zitronenöl.

● Beruhigende Essenzen sind Melissen-, Orangenblüten-, Lavendel- oder Rosenblätteröl.

● Erotisierende Essenzen sind Sandelholz-, Amber-, Ylang-Ylang und Jasminöl.

Die Aromaöle lassen sich untereinander auch vorzüglich mischen. Probieren Sie die Essenzen aus, und stellen Sie Ihr eigenes Duftöl zusammen.

● **Körperöl mit Rosenduft**

Geben Sie 500 Gramm frisch gepflückte Rosenblätter in einen verschließbaren Behälter, und gießen Sie sie mit 1/2 Liter Olivenöl auf. Lassen Sie die Blätter etwa 2 Wochen lang ziehen, und seihen Sie sie danach ab. Nach dem Bad den ganzen Körper mit dem Öl einreiben. Das Öl enthält Vitamin E und Provitamin A und macht die Haut zarter und straffer. Als Badezusatz gibt man 3 Esslöffel Rosenöl in die Wanne.

TIPP Besonders zarte Haut bekommt man übrigens, wenn man den Körper mit Olivenöl einreibt, bevor man sich für 10 bis 15 Minuten in das warme Badewasser legt.

Badezusätze mit Öl

● Öl-Milch-Bad

Dieser Badezusatz für trockene Haut ist leicht herzustellen. Einfach 1 Tasse Vollmilch, 1 Esslöffel Olivenöl und ein paar Tropfen eines wohl duftenden Aromaöls dem einlaufenden Badewasser hinzufügen. Ein Bad, in dem man sich wie Kleopatra fühlen kann.

● Ölbad mit Buttermilch

Buttermilch ist ein altbekanntes Pflegemittel für jeden Hauttyp. Dieses Schönheitsbad erfrischt, macht die Haut zart, durchfeuchtet sie und glättet Falten. Den Körper vor dem Bad mit Olivenöl einreiben. Währenddessen das Badewasser einlaufen lassen, dem man 3 Liter frische Buttermilch hinzufügt. Rund 15 Minuten baden, anschließend abtrocknen und nicht mehr nachcremen.

Gesichtspflege

Die tägliche Hautreinigung ist das A und O der Gesichtspflege. Erst wenn feine Schmutzpartikel, Schweiß, Fett und Make-up-Reste gründlich entfernt sind, können Nähr- und Pflegeprodukte ihre Wirkung entfalten. Öle sind zur milden, rückfettenden Reinigung einer trockenen Haut ideal. Man feuchtet die Haut erst mit Wasser leicht an, trägt das Reinigungsöl auf, nimmt mit einem Wattebausch oder Papiertuch die Emulsion ab und spült gut mit warmem Wasser nach.

▶ Für die Gesichtsreinigung massiert man eine Mischung aus Olivenöl und Zitronensaft in die Haut ein. Dann mit einem Wattebausch abnehmen und mit klarem Wasser nachspülen. Bei regelmäßiger Anwendung beugt man damit auch Falten vor.

● Erdbeer-Oliven-Reinigungsöl

Vermischen Sie Olivenöl, süßes Mandelöl und frischen Erdbeersaft zu gleichen Teilen. Rühren Sie jeweils nur die Menge für einige Tage an, und bewahren Sie das Reinigungsöl im Kühlschrank auf.

● Blütenöle für das Gesicht

Je nach Hauttyp lassen sich dem Olivenöl verschiedene Blütenessenzen zugeben, die sich nicht nur durch ihr feines Aroma auszeichnen, sondern der Haut zusätzlich gut tun. Sammeln

Sie die Blüten selbst, oder besorgen Sie welche in Kräuterfachgeschäften. Wichtig ist, dass die Blüten keinen chemischen Stoffen ausgesetzt wurden. Für die Gesichtsmassage geben Sie ein paar Tropfen des Blütenöls zwischen die Finger und tragen das Öl auf die gereinigte, noch vom Wasser feuchte Gesichtshaut auf. Dadurch entsteht eine leichte Emulsion, die rasch in die Haut einzieht.

● **Kamillenöl für empfindliche Haut**
Geben Sie 1 Hand voll Kamillenblüten in ein Gefäß, und übergießen Sie sie mit 50 Milliliter Olivenöl. 2 Wochen ziehen lassen, dann die Blüten abseihen und das Öl in einer dunklen Flasche aufbewahren. Täglich abends sanft einmassieren.

● **Lavendel-Orangenblüten-Öl für müde, gestresste Haut**
Je 1 Hand voll getrocknete Lavendel- und Orangenblüten mit 50 Milliliter Olivenöl übergießen, 2 Wochen ziehen lassen, dann die Blüten abseihen.
Das Öl eignet sich nicht nur zur Gesichtspflege, sondern kann auch als Körperöl benutzt werden.

● **Maske für unreine, müde Haut**
Man löst 1 Esslöffel Heilerde in wenig Mineralwasser ohne Kohlensäure auf und rüht 1 Esslöffel Olivenöl dazu. Dann den Brei auf das Gesicht auftragen (Augen aussparen) und 15 Minu-ten einwirken lassen. Die Maske mit viel warmem Wasser abspülen.

● **Rasche Pflege zwischendurch**
Diese Gesichtspackung belebt und durchfeuchtet reife und trockene Haut und ist im Nu fertig. 1 reifen Pfirsich oder 1 Banane zerdrücken und mit etwas Olivenöl verrühren. Auf die gereinigte Gesichtshaut auftragen und 15 Minuten einwirken lassen. Mit einem Papiertaschentuch abnehmen und nicht mehr nachcremen.

● **Antifaltenpackung**
1 Eigelb mit etwas Olivenöl verrühren, auftragen und 15 Minuten lang einwirken lassen. Oder 1/2 reife Avocado pürieren und etwas Olivenöl dazumischen. 1/2 Stunde einwirken lassen. Während eines Vollbads wird die Wirkung der Maske durch den feuchten Dampf noch verstärkt.

TIPP Wenn die Nachtcreme ausgegangen ist, kann man auch Olivenöl verwenden. Einen Wattebausch kurz in heißes Wasser halten, ausdrücken und etwas Olivenöl darauf träufeln. Gesicht und Hals damit abtupfen.

Balsam für die Haare

● **Haarpackung für die Kopfhaut**
Wird die Kopfhaut durch regelmäßige Ölpackungen genährt und gut durchblutet, so erzielt man mit der Zeit auch eine Kräftigung der Haare. Nach

einem alten Rezept mischt man Olivenöl und Haselnussöl zu gleichen Teilen (man kann auch Olivenöl pur verwenden) und verteilt die Mixtur etwa 1 Stunde vor dem Haarewaschen sparsam auf der Kopfhaut. Gut einmassieren und das Haar dann mit einem neutralen, milden Schampoo gründlich waschen.

● Haarkur für glänzendes Haar

Vor dem Haarewaschen rührt man eine Paste aus 1 Eigelb, 1 Esslöffel Olivenöl, 2 Esslöffeln Bier und 1 Esslöffel Zitronensaft an und massiert sie in die Haare ein. Etwa 20 Minuten einwirken lassen. Die Kur ausspülen und das Haar wie gewohnt waschen.

Gepflegte Hände

● Handbad mit Olivenöl

Baden Sie Ihre Hände regelmäßig in 1 Tasse warmem Olivenöl, dem Sie einige Spritzer Zitronensaft hinzugefügt haben. Dieses Handbad ergibt garantiert weiche Hände, festigt die Nägel und stärkt die Nagelhaut.
Anschließend ist übrigens ein guter Zeitpunkt für die Maniküre, da Nägel und Nagelbett schön weich sind. Wer sehr brüchige Nägel hat, sollte sie jeden Abend etwa 5 Minuten in warmem Olivenöl baden. Anschließend die Nägel nur leicht trockentupfen, damit das restliche Öl einziehen kann.

● Handpackung

Verwöhnen Sie Ihre Hände ab und zu mit einer Ölpackung. Wenn Sie während der Einwirkzeit etwas anderes tun wollen, ziehen Sie dünne Einmalhandschuhe darüber.
1/2 reife Avocado zerdrücken, mit etwas Olivenöl cremig rühren, eventuell 1 Spritzer Zitronensaft zufügen. Die Masse auf die Handrücken auftragen und 30 Minuten lang einziehen lassen. Die Reste mit einem Papiertuch abnehmen.

TIPP Geben Sie etwas Öl auf den Handteller, und rollen Sie den Kern einer Avocado, an dem noch etwas Fruchtfleisch haften darf, zwischen beiden Händen hin und her. Die Hände werden so gepflegt und gleichzeitig massiert und akupressiert.

Das Olivenöl ist für die Schönheitspflege vielseitig verwendbar: Einfache Rezepte geben Ihnen Anregungen.

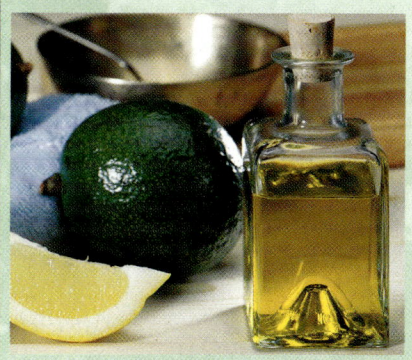

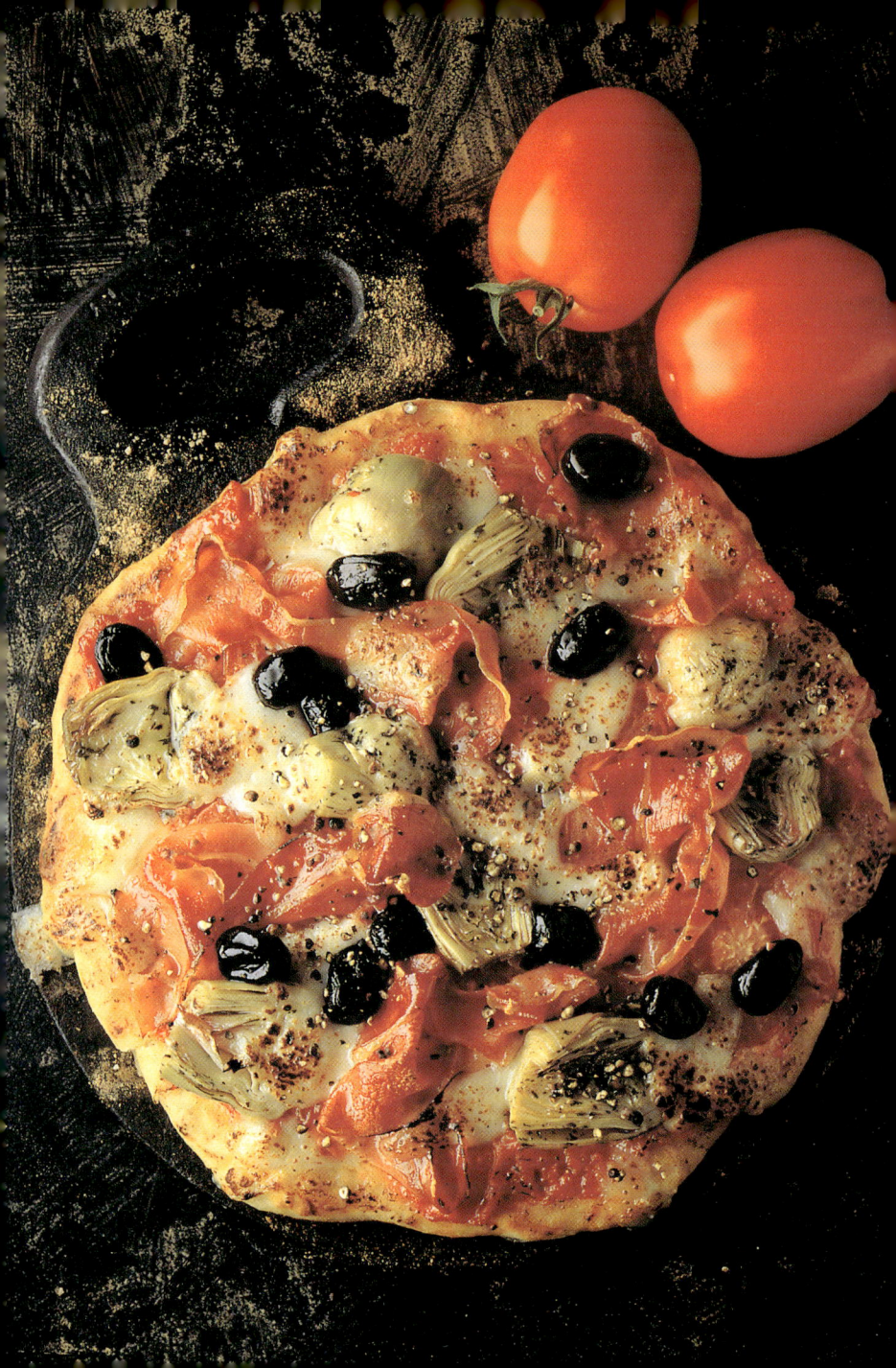

Kochen mit Olivenöl

Hierzulande herrscht große Unsicherheit, ob man hochwertiges Olivenöl auch zum Braten, Dünsten und Schmoren verwenden kann oder nicht. Nun, man kann nicht nur, man soll sogar! In den Mittelmeerländern wird naturbelassenes Olivenöl seit jeher zu diesem Zweck genutzt. Es ist sowohl in ernährungswissenschaftlicher Hinsicht als auch vom geschmacklichen Aspekt her bestens als Kochfett geeignet. Gerade beim Dünsten und Braten gibt das würzige Aroma eines guten Öls den Speisen erst die besondere Note. Dennoch gilt es auch hier zu differenzieren und den Unterschied zwischen den verschiedenen Olivenölen zu beachten.

Schmoren, braten und frittieren

Küchentechnisch unterscheidet sich natives Olivenöl durch folgende Kriterien von vielen anderen naturbelassenen Speiseölen: Es ist länger haltbar, und es erfährt beim Erhitzen die wenigsten Veränderungen. Die lebensmittelchemische Erklärung dafür lautet: Sobald Sauerstoff, Licht, Wärme oder auch Metalle auf pflanzliche Öle einwirken, oxidieren die Fettsäuren und zersetzen sich. Wird das Öl erhitzt, geht dieser Prozess noch schneller vonstatten. Und je höher ungesättigt Fettsäuren sind, desto instabiler und anfälliger sind sie gegenüber Zersetzungsprozessen.

Natives Olivenöl ist dagegen relativ stabil. Das liegt an seinem hohen Anteil an einfach ungesättigten Fettsäuren. Außerdem enthält es ausreichend natürliche Fettbegleitstoffe wie beispielsweise Tokopherole. Diese auch als Vitamin E bekannten Vitalstoffe bewahren das

Olivenöl eignet sich besonders gut zur Zubereitung mediterraner Vorspeisen, Hauptgerichte oder Salate. Für die asiatische Küche ist es wegen seines betonten Eigengeschmacks weniger ratsam.

Das wohl häufigste Erscheinungsbild der schwarzen Olive: auf der Pizza.

Öl zusätzlich vor zersetzenden Oxidationsprozessen. All diese Eigenschaften sprechen dafür, dass man natives Olivenöl bedenkenlos zum Dünsten und Schmoren, zum schonenden Braten und, bei Beachtung einiger Regeln, sogar zum Frittieren gut verwenden kann.

Grundregeln zum Umgang mit Olivenöl

Öl ist nicht gleich Öl. Das gilt auch für hochwertige Olivenöle. Einige sollte man lieber für Salate und Kaltspeisen verwenden, andere darf man ohne Bedenken erhitzen. Die geschmackliche Note, die man einer Speise verleihen möchte, wird zudem sehr stark vom verwendeten Öl geprägt. Manche Öle bringen Kräuteraromen zur vollen Entfaltung und harmonieren mit ihnen, wieder andere Öle haben einen starken Eigengeschmack und überlagern damit feinere Aromen der Zutaten.

Schaffen Sie sich eine Pfanne mit speziellem hitzeleitendem Boden an. Erstens brauchen Sie dann weniger Öl, und zweitens sparen Sie Energie.

Native Öle nur bis 180 °C

Beim Garen und Dünsten sowie beim Backen und Braten bis 180 °C, was für die meisten Gerichte vollkommen ausreicht, zeigt natives Olivenöl keine wesentlichen chemischen Veränderungen. Sowohl »natives Olivenöl extra« als auch »natives Olivenöl« kann deshalb gut bis zu dieser Temperatur erhitzt werden. So lautet die am häufigsten geäußerte Ansicht zu diesem Thema.

Es gibt jedoch auch einige Olivenölproduzenten, die vom Erhitzen nativer Olivenöle über 140 °C abraten. Die natürlichen Fettbegleitstoffe, wie beispielsweise der sehr reaktive Farbstoff Chlorophyll, oder auch feine Fruchtfäden würden bereits bei diesen Temperaturen Schaden nehmen, und es könnten Stoffe im Öl entstehen, die der Gesundheit abträglich wären. Darüber hinaus wird bei der Erhitzung das wertvolle Vitamin E weitgehend zerstört.

Bekannte Lebensmittelchemiker wie etwa Udo Pollmer sagen jedoch: Zu möglichen gesundheitlichen Beeinträchtigungen, die beim Erhitzen von Olivenöl bis zu 180 °C aufkommen könnten, gäbe es »nicht den Hauch einer wissenschaftlichen Begründung«.

Raffiniertes Olivenöl bis 210 °C

Die Güteklasse »raffiniertes Olivenöl« ist in jedem Fall äußerst hitzestabil und zum Erhitzen bis 210 °C sehr gut geeignet. Es ist damit nicht nur zum Braten, sondern auch zum Frittieren uneingeschränkt zu empfehlen. Das leuchtet ein, da ja beim Raffinationsprozess von Ölen noch viel höhere Temperaturen entstehen als später in der Pfanne oder Fritteuse. Dieses Öl kann man auch nach dem Braten abgießen und ein zweites Mal verwenden, vorausgesetzt, es hat den Geruch der frittierten Speisen (wie etwa Fisch oder Pommes frites) nicht angenommen.

Braten mit Olivenöl

▶ Generell sollten alle Öle, gleich welcher Art, niemals in einer geschlossenen Pfanne erhitzt werden, sie könnten sich dabei entzünden.

▶ Beim Braten mit Olivenöl ist die richtige Temperatur wichtig. Kartoffeln, Gemüse, zartes Fleisch und Fisch brät man bei mäßiger Hitze. Die Temperatur ist genau richtig, wenn sich sprudelnde Bläschen bilden, sobald man ein Stückchen Brot in das heiße Öl legt.

▶ Steaks und Fleischstücke, die erst einmal angebraten werden sollen, gibt man in heißes Öl, damit sich die Poren rasch schließen und das Fleisch nicht austrocknet. Wenn man einen Tropfen Wasser ins Öl träufelt und ein trockenes Prasseln hört, sind etwa 180 °C erreicht, auf die man native Olivenöle höchstens erhitzen sollte.

Nach dem Anbraten genügen gemäßigte Temperaturen. Wenden Sie das Bratgut öfter, und achten Sie darauf, dass das Öl überall gleichmäßig verteilt bleibt.

▸ Beim Braten mit Olivenöl sollte immer erst die Pfanne heiß gemacht werden. Erst dann gibt man das Olivenöl hinein und erhitzt es auf 140 bis 180 °C. Jetzt das Bratgut hineinlegen und von allen Seiten anbraten. Das Bratgut zuvor immer gut mit Küchenpapier trockentupfen, um Spritzer zu vermeiden.

Geben Sie nie unaufgetaute Tiefkühlkost ins heiße Öl. Das Bratgut saugt sich nämlich sofort mit Öl voll, die Temperatur wird stark gesenkt, und außerdem spritzt es fürchterlich.

▸ Während des Bratens kein kaltes Öl zugießen, da sonst der Bratvorgang unterbrochen wird und das Fleisch an Saft verliert.

Schmoren mit Olivenöl

Fürs Schmoren benötigt man nur wenig Olivenöl. Das Öl sollte die Pfanne auskleiden, keinesfalls sollte das Bratgut im Öl schwimmen. Die Poren des Fleischs schließen sich sodann, und es bleibt innen saftig. Außen bildet sich eine braune Kruste – die Röststoffe ergeben später eine schmackhafte Sauce. Danach gießt man mit Gemüsebrühe, Wein oder Wasser auf und lässt das Ganze bei einer Temperatur von ca. 100 °C im geschlossenen Topf garen. Die Nährstoffe des Olivenöls bleiben beim Schmoren weitgehend erhalten.

Notwendige Gartemperaturen

Garmethode	Temperatur
Dünsten, Kochen, Abschmelzen	100 °C
Braten	120–180 °C anbraten, später 200 °C
Schmoren	140–180 °C anbraten, nach Wasserzugabe 100 °C
Backen	180–260 °C, das Backgut selbst hat eine niedrigere Temperatur (ca. 95 °C)
Frittieren	180 °C

Ein ideales Frittierfett

In den Mittelmeerländern werden Kartoffeln, Fisch, Geflügel und Backwaren gerne mit Olivenöl frittiert. Dazu wird hitzestabiles, raffiniertes Olivenöl genommen. Das Öl ist heiß genug zum Frittieren, wenn man den Stiel eines Holzlöffels ins Öl taucht und sich Bläschen bilden.

Es hat sich übrigens gezeigt, dass sich beim Frittieren um das Frittiergut rasch eine dünne, fetthaltige Kruste bildet, die ein weiteres Eindringen des Öls verhindert. Frittierte Kartoffeln sind damit also weniger fettreich als in der Pfanne gebratene Kartoffeln.

Zum Braten zu schade

Hochwertige »extra native« Öle kann man zwar – wegen geringer trans-Fettsäurenbildung und stabilem Fettsäurenmuster – problemlos bis auf 180 °C erhitzen. Sie büßen dabei aber etwas von ihrem Aroma ein, ebenso wie einen Teil der Vitamine und sekundären Inhaltsstoffe. Daher sind erhitzte Öle für die Gesundheit weniger wertvoll, als wenn sie kalt verwendet werden. Eigentlich sind sehr teure extra native Olivenöle auch zum Braten und Schmoren zu kostbar. Schließlich ist es unökonomisch, ein teures Olivenöl von erlesenem Geschmack zu erwerben, das schonend, bei möglichst niedrigen Temperaturen gepresst wurde, um es dann in der Pfanne auf weit über 100 °C zu erhitzen. Wertvolle naturbelassene Olivenöle (oder gar ein Tröpfchenöl) gibt man daher besser an Salate oder kalte (Vor-)Speisen. Oder man verfeinert damit (wie in anderen Küchen mit Butter) Suppen, Gemüse, Kartoffelbrei etc. erst, nachdem man die Gerichte vom Herd genommen hat.

Wechseln Sie das Öl, wenn Sie zunächst Fisch und dann Fleisch oder Pommes frites braten möchten. Das Öl nimmt nämlich den Geruch des Bratguts an.

Den Rauchpunkt vermeiden

Olivenöl sollte, wie alle Öle und Fette, beim Braten keinesfalls überhitzt werden. Das ist immer dann der Fall, wenn das Öl zu rauchen beginnt. Als Rauchpunkt wird die Temperatur bezeichnet, bei der sich ein Öl (oder Fett) unter Rauchentwicklung zersetzt, wenn es unter Einwirkung von Sauerstoff erhitzt wird.

Eigentlich sagt es einem schon der gesunde Menschenverstand, dass Öl, das raucht und qualmt, also in der Pfanne verbrennt, weder dem Gaumen noch der Gesundheit zuträglich sein kann. Es gibt aber auch eine wissenschaftliche Begründung dafür:

Bei einer Überhitzung kommt es zur Zersetzung der Triglyzeride, zunächst in Glyzerin und freie Fettsäuren. Wird das Öl noch heißer, dann entsteht aus dem Glyzerin schädliches Acrolein. Die Fettzersetzung macht sich in beißendem Geruch und bläulichen Acroleindämpfen bemerkbar. Acrolein reizt die Augen und die Schleimhäute. Wäre man sehr oft solchen Dämpfen ausgesetzt, kann dies zu Bronchitis und schlimmstenfalls sogar zu einer Lungenentzündung führen. Auch eine Krebs erregende Wirkung ist nicht ausgeschlossen. Rauchendes Öl und darin gebratene Speisen bekommen einen strengen, bitteren Geschmack.

Um Zwiebel- oder Knoblauchwürfel in der Pfanne zu dünsten, sollte die Temperatur sehr niedrig sein. Nur so werden die Stückchen nicht braun und können dann im eigenen Saft und im Öl schmoren.

Rauchpunkt einiger Fette

Folgende Temperaturen sollten nach Möglichkeit nicht erreicht werden:

- ▶ Butter   150 °C
- ▶ Native Pflanzenöle   140 bis 190 °C
- ▶ Natives Olivenöl   190 °C
- ▶ Raffiniertes Olivenöl   220 °C
- ▶ Kokosfett   230 °C

Wird ein besonders würziges Olivenöl erhitzt, so können bereits vor Erreichen von 180 °C würzige Dämpfe aufsteigen, die jedoch nichts mit der eben beschriebenen toxischen Rauchentwicklung zu tun haben.

Wer über einen Gasherd verfügt, kann die Hitzeentwicklung übrigens sehr gut steuern. Bei elektrischen Öfen hingegen sollte man das Öl lieber länger auf einer mittleren Temperatur erhitzen, da es sonst zu schnell zu heiß wird.

EXTRATIPPS Fette und Öle werden nicht nur durch zu starkes, sondern auch durch mehrmaliges Erhitzen zersetzt. Daher sollte man Öle nach dem Braten in der Regel nicht nochmal verwenden.

▶ Hochwertiges Frittierfett hingegen darf man nach dem Gebrauch filtern, um Lebensmittelreste zu entfernen. Das gefilterte Frittieröl kann dann noch bis zu zehnmal verwendet werden.

▶ Salatölmarinaden kann man ein zweites Mal verwenden, wenn sie kühl gestellt werden.

Gemüse lässt sich verfeinern, wenn es vor dem Kochen zwei Stunden lang in eine Kräuter-Öl-Marinade eingelegt wird.

Zum Salat stets Öl: Erst durch Öl können die fettlöslichen Vitamine für den Körper nutzbar gemacht werden.

▶ Nach dem Braten oder Frittieren das Fleisch, Gemüse oder Schmalzgebackene auf ein Stück Küchenkrepp legen, damit überschüssiges Fett aufgesaugt wird.

▶ Frittieröl am besten in einer verschlossenen Flasche an einem dunklen Ort aufbewahren, damit es nicht mit Sauerstoff in Berührung kommt.

Sollten Sie doch einmal ranziges Öl haben, schütten Sie es bitte nicht weg. Es lässt sich vorzüglich als Lampenöl aufbrauchen. Andernfalls muss altes Öl zur Sondermülldeponie gebracht werden.

Praktische Hinweise

Dunkel und verschlossen aufbewahren

Olivenöl ist reich am Farbstoff Chlorophyll, daher auch die schöne grüne Farbe. Unter der Einwirkung von Licht treibt dieser Farbstoff aber die oxidative Zersetzung des Öls voran. Olivenöl ist dadurch sehr lichtempfindlich. In dunklen Gefäßen ist es jedoch lang haltbar. Aus diesem Grund wird gutes Olivenöl immer in getönten Flaschen geliefert. Auch im Haushalt sollte das Öl stets gut verschlossen, dunkel und kühl aufbewahrt werden. Am besten eignet sich eine dunkle Speisekammer, bei einer Temperatur zwischen 6 und 16 °C. Einmal geöffnetes Öl sollte zügig verbraucht werden. Wer das Öl in einer hellen Flasche erworben hat, kann es auch in eine Tüte aus Packpapier stellen.

Lange haltbar

Native Olivenöle halten sich verschlossen 12 bis 18 Monate. (Auf das Mindesthaltbarkeitsdatum achten!) Nach zwölf Monaten büßen sie etwas an Aroma ein, sind aber noch immer sehr gut verwendbar. Frisches Öl schmeckt allerdings am besten und ist auch am gesündesten. Daher sollte man immer ein Öl mit möglichst langem Mindesthaltbarkeitsdatum wählen. Raffinierte Olivenöle halten sich mindestens zwei Jahre, meist sogar noch viel länger.

Keine Angst vor Flocken

Olivenöl, das im Kühlschrank aufbewahrt wird, flockt bei niedrigen Temperaturen naturgemäß aus. Das bedeutet keine Qualitätsminderung des Öls, sondern ist vielmehr ein Zeichen seiner Naturbelassenheit. Auf Zimmertemperatur erwärmt, lösen sich die Flocken rasch wieder auf.

Bestes Aroma bei Zimmertemperatur

Zum Würzen, Marinieren und in Salatdressings sollte das Olivenöl am besten Zimmertemperatur haben, da es sich dann am schnellsten mit den anderen Zutaten verbindet.

Belassen Sie Ihr Olivenöl immer in der Originalverpackung, und schütten Sie es nicht in Glaskaraffen um, da bei diesem Vorgang zu viel Sauerstoff an das Öl gelangen kann und es so leichter ranzig wird.

Verwendungsmöglichkeiten von Olivenöl

Güteklasse	Kalte Küche	Warme Küche
Extra natives Olivenöl und natives Olivenöl	Salate Rohkost Dressings Marinaden	Bis 180 °C Dünsten, z. B. Gemüse Schmoren Schonend braten, z. B. Fleisch, Fisch
Olivenöl (raffiniert)	Salate Rohkost Dressings Marinaden	Bis 210 °C Dünsten Schmoren Braten Frittieren Backen
Oliventresteröl	Marinaden	Bis 210 °C Braten Frittieren

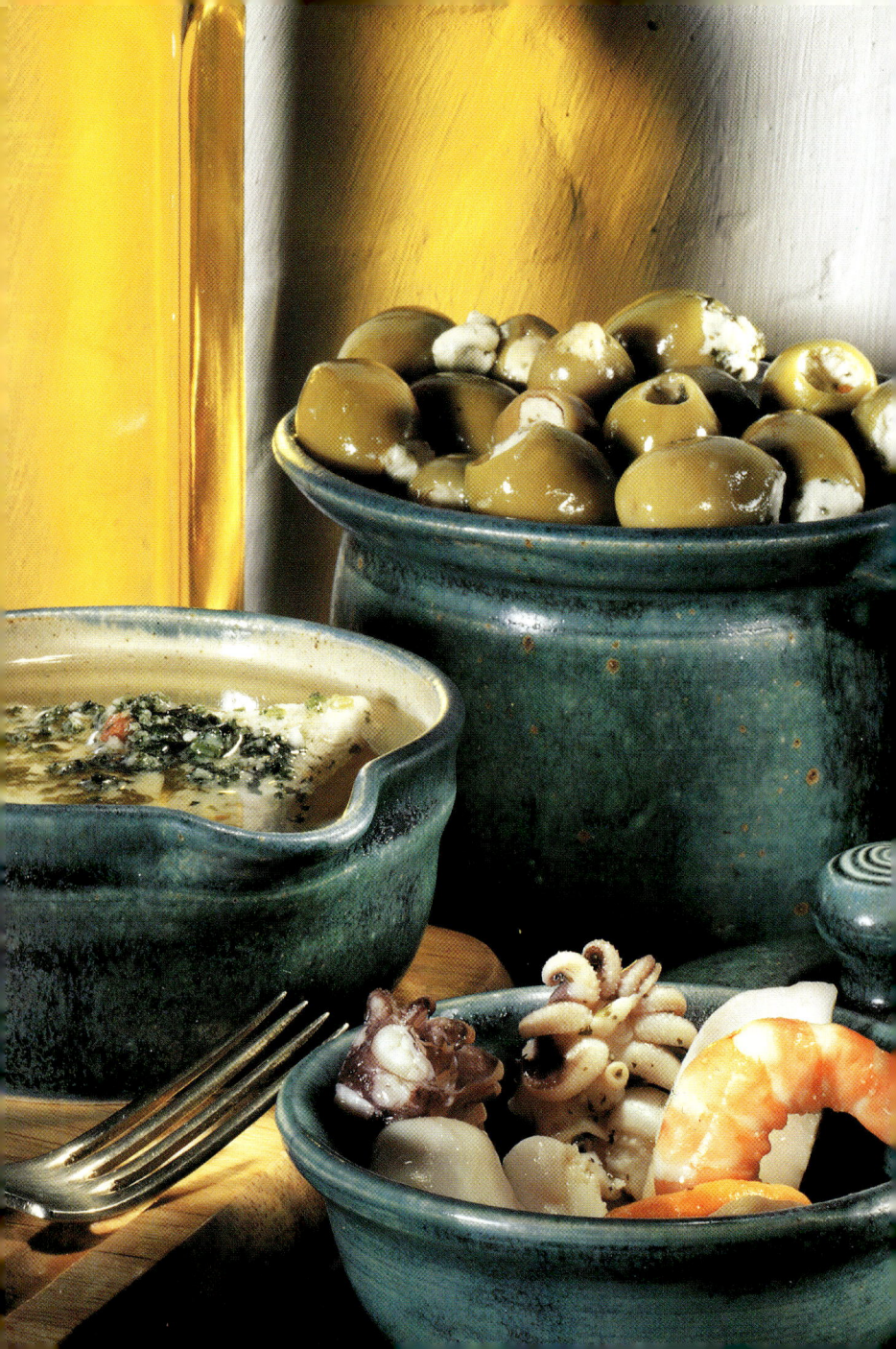

Rezepte mit Oliven und Olivenöl

Olivenöl ist äußerst vielseitig verwendbar, wie die mediterrane Küche beweist. Gerichte von einfach bis raffiniert bekommen mit Olivenöl südliches Flair. Schon wenige Tropfen Olivenöl runden das Aroma von Saucen, Suppen und gedünstetem Gemüse ab. Fisch und Steaks werden besonders zart und schmackhaft, wenn man sie einige Stunden vor dem Braten mit Olivenöl, Knoblauch und Kräutern mariniert. Marinierte Oliven sind beliebt und bekannt als Antipasti, also kleine Appetithappen, die vor der Pasta gereicht werden, oder auch, wie die spanischen Tapas den Aperitif begleiten.

Kleine, feine Vorspeisen wie eingelegte Gemüse, Pilze, Meeresfrüchte, Schafs- oder Ziegenkäse nehmen erst mit Olivenöl den typischen Geschmack an.

Oliven selbst marinieren

Wenn man zu viele Oliven eingekauft hat und sie nicht bald verbrauchen kann, empfiehlt sich das Einlegen in eine Marinade, damit sich die Früchte länger halten. Dazu gibt es vielerlei pikante Rezepte für nahezu jeden Gaumen. Auch nicht so geschmacksintensive Oliven oder solche, die nur in Salzlake eingelegt sind, kann man mit würzigen Marinaden aufwerten.

Grüne Knoblaucholiven

Zutaten: *1 Glas grüne Oliven in Salzlake • 2 Knoblauchzehen • 1 Prise Oregano • extra natives Olivenöl Weißweinessig*

1 Von Oliven in Salzlake die Hälfte der Flüssigkeit abgießen, den Rest auffangen. Die Oliven in ein Schraubglas füllen.

Mit Oliven lassen sich unzählige Varianten kreieren: Sie eignen sich vorzüglich als »gewisses Etwas« bei Vorspeisen.

2 Die Knoblauchzehen durchpressen. Die Oliven mit dem Oregano und dem Knoblauch gut vermischen.

3 Die Salzlake zu gleichen Teilen mit Olivenöl und Weißweinessig mischen. Die Marinade über die Oliven gießen, so dass sie vollständig bedeckt sind.

4 Oliven mindestens 2 Wochen im Kühlschrank durchziehen lassen und auch dort aufbewahren.

Oliven mit Kräutern der Provence

Zutaten: *200 g Oliven • 2 TL Kräuter der Provence 1–2 Knoblauchzehen • 8 EL extra natives Olivenöl*

1 In einer Schüssel die Oliven gut mit den Kräutern der Provence vermengen. Nach Belieben 1 oder 2 durchgepresste Knoblauchzehen dazugeben. Die Kräuteroliven in ein Schraubglas füllen.

2 Olivenöl darüber gießen, so dass die Oliven bedeckt sind. Die Oliven einige Tage im verschlossenen Glas ziehen lassen.

Für pikante Oliven verfährt man ebenso, nur dass die Gewürzmischung aus 1 bis 2 in Streifen geschnittenen roten Pfefferschoten, etwas schwarzem Pfeffer aus der Mühle, 1 Teelöffel Kräuter der Provence oder 1 Teelöffel Thymian und 1 bis 2 Knoblauchzehen besteht.

Feinschmeckersaucen

Würzsaucen, wie sie für die Mittelmeerküche typisch sind, werden meist auf der Basis von Olivenöl und mit viel frischem Knoblauch und frischen, herben Kräutern wie Basilikum oder Thymian zubereitet. Ursprünglich hantierte man vor allem mit dem Mörser. Der Name »Pesto« erinnert noch daran; das Wort kommt von »pestare« und heißt zerstoßen. Würzsaucen werden meist kalt zu gekochten Eiern, Fisch, Fleisch, Gemüse, Nudeln oder auch Suppen gereicht.

Nehmen Sie in Öl marinierte Oliven immer mit sauberem Besteck (am besten einem Plastiklöffel) aus dem Glas. Bitte auch darauf achten, dass die Oliven stets mit Öl bedeckt sind. So halten sie sich monatelang, auch wenn das Glas schon geöffnet wurde. Kommen die Oliven mit Luft oder Metall in Berührung, fangen sie rasch an zu schimmeln.

Aioli – Knoblauchcreme

Zutaten: *3–4 Knoblauchzehen • 1 mittelgroße gekochte Kartoffel • 2 Eigelbe • 1/2 TL Dijon-Senf • Zitronensaft • Meersalz, Pfeffer aus der Mühle • 250 ml extra natives Olivenöl • 8 Kartoffeln • 8 Möhren oder anderes Gemüse*

1 Den Knoblauch abziehen und durch die Presse drücken, die Kartoffel zerquetschen. Die Eigelbe mit Knoblauch, Senf, Zitronensaft, der zerquetschen Kartoffel, Salz und Pfeffer verrühren.

2 Das Olivenöl tropfenweise hinzufügen und ständig weiterrühren, bis eine Emulsion entstanden ist. Danach das Öl großzügiger zugeben und weiterrühren. Die Knoblauchcreme abschmecken. Wenn sie zu dick ist, kann man sie mit 1 bis 2 Esslöffeln Wasser verdünnen.

3 Kartoffeln und Möhren (oder anderes Gemüse) gar kochen, auf einer Platte anrichten und mit der Knoblauchcreme servieren.

Aioli sollte immer frisch zubereitet werden. Denn schon nach drei bis vier Stunden nimmt der Knoblauch einen leicht bitteren Geschmack an.

Rucolapesto mit Spaghetti

Zutaten: *1 Bund Rucola • 1/2 Bund Petersilie • 3 Knoblauchzehen • 30 g Parmesankäse • 3 EL Pinienkerne 1 TL abgeriebene, unbehandelte Zitronenschale 3 EL extra natives Olivenöl • Meersalz, Pfeffer aus der Mühle • 500 g Spaghetti*

1 Rucola und Petersilie fein hacken, den Knoblauch durch die Presse drücken, den Parmesankäse frisch reiben. Alle Zutaten im Mörser fein zerreiben. Eventuell mit einem Pürierstab nachhelfen. Mit Salz und frisch gemahlenem Pfeffer abschmecken.

2 Die Spaghetti (oder andere Nudeln) in Salzwasser bissfest kochen. Den Pesto untermischen und sofort servieren.

Auberginencreme

Zutaten: 10 Auberginen • 5 Knoblauchzehen • Salz,
frisch gemahlener Pfeffer • Saft von 1/2 Zitrone
150 ml extra natives Olivenöl

1 Die Auberginen ca. 1 Stunde bei 200 °C im Ofen
backen, das weiche Fruchtfleisch herausschaben und im
Mixer pürieren.

2 Mit den restlichen Zutaten im Mixer glatt rühren.
Die Creme ziert jeden griechischen Vorspeisenteller, ist
aber auch ein Salatdressing der etwas anderen Art für
alle Blattsalate.

Canapés mit Oliventapenade

Die Tapenade ist eine typische Oliven-Kapern-Sauce
aus der Provence. Man reicht sie als Würze zu hart
gekochten Eiern, Geflügel und Kalbfleisch oder gibt sie
als Aufstrich auf geröstetes Weißbrot.

Zutaten: 150 g grüne entsteinte Oliven • 1 TL Kapern
1/2 TL Zitronensaft • 1 TL Dijon-Senf • 1 TL Cognac
4 EL extra natives Olivenöl • Pfeffer aus der Mühle
30 Baguettescheiben

1 Die Zutaten mit dem Pürierstab oder im Mixer zu
einer geschmeidigen Masse vermengen. Abschmecken.

2 Die Paste entweder auf geröstete Baguettescheiben
streichen oder zuerst die Brote bestreichen und dann
kurz im Rohr überbacken.

Tapenade von schwarzen Oliven

Zutaten: 100 g Sardellenfilets • 200 g schwarze Oliven
50 g Kapern • 50 ml extra natives Olivenöl • etwas Zi-
tronensaft • 1 TL Dijon-Senf • je 1 Messerspitze Thy-
mianpulver und Lorbeerpulver • 1 EL Cognac
1 Knoblauchzehe • Pfeffer aus der Mühle

Übrig gebliebene Tapenade eignet sich vorzüglich als Eierfüllung. Dazu halbiert man hart gekochte Eier, hebt das Eigelb vorsichtig heraus und drückt es durch ein Sieb. Eigelb und Olivenpaste gut miteinander vermischen und mit einem Spritzbeutel wieder in die Eihälften füllen.

1 Die Sardellen für 10 Minuten in kaltes Wasser legen, anschließend gut abtropfen lassen. Die Oliven entkernen. Sardellen, Oliven und Kapern fein hacken, dann im Mörser oder mit dem Pürierstab zu einer sämigen Masse verarbeiten.

2 Tropfenweise das Öl, dann den Zitronensaft einrühren. Senf, Gewürze, Cognac nach Belieben und den durchgepressten Knoblauch zugeben. Zum Schluss nochmals abschmecken und mit Pfeffer würzen.

Olivenchutney nach Cato

Chutneys sind kalte Saucen aus grob zerkleinertem Gemüse oder Obst (oder beidem). Sie werden durch Essig, Öl, Zucker oder Honig haltbar gemacht. Durch kräftige Gewürze wie Ingwer, Nelken, Chili, Zimt u. a. bekommen sie ihren typisch pikanten, scharfsauren oder süßsauren Geschmack. Man isst Chutneys als Beigabe zu gegrilltem, gebratenem oder kaltem Fisch und Fleisch oder einfach zu Käse und Brot.

Heute sind Chutneys in vielen Ländern Asiens gebräuchlich. Auch in der Antike stellte man diese aromatischen Saucen zu jeder Mahlzeit auf den Tisch. Dieses Rezept stammt von dem römischen Staatsmann und Feldherrn Cato (234–149 v. Chr.), Verfasser der Schrift »De agricultura« (Über den Ackerbau).

Zutaten: *je 120 g grüne und schwarze Oliven*
60 ml Rotweinessig • 60 ml extra natives Olivenöl
1 EL fein gewürfelte Fenchelknolle • je 2 Tl frische
Koriander- und Minzeblättchen • frische Weinraute
etwa 300 ml extra natives Olivenöl

1 Die Oliven entkernen und in nicht zu kleine Stücke schneiden. Die Kräuter fein wiegen. Oliven, Kräuter und Fenchelwürfel in eine Schüssel geben, Essig und Öl darüber gießen und alles gut vermengen.

In Öl eingelegtes Gemüse erhält durch einen Schuss Obstsaft, etwa Birne oder Pflaume, bzw. durch ein kleines Gläschen Sherry oder Cognac eine ganz besondere Note.

2 Die Oliven-Kräuter-Mischung samt der Marinade in Schraubgläser füllen und mit Olivenöl bedecken.

3 Das Chutney mindestens 1 Woche durchziehen lassen. Dann mit türkischem Fladenbrot und eingelegtem Schafskäse servieren.

Olivensauce

Zutaten: 1 Zwiebel • 20 mit Paprika gefüllte Oliven
1/2 Bund Petersilie • 3 EL extra natives Olivenöl
4 EL Tomatenketchup • Salz, schwarzer Pfeffer aus der
Mühle • etwas Ahornsirup • Saft von 1/2 Zitrone
einige Spritzer Tabasco

1 Die Zwiebel abziehen und reiben, Petersilienblättchen waschen und fein wiegen, Oliven fein hacken. Das Tomatenketchup mit dem Olivenöl zu einer sämigen Masse verrühren. Zwiebel, Petersilie und Oliven dazugeben. Alles gut vermischen.

2 Die Sauce mit Salz, Pfeffer, Ahornsirup, Zitronensaft und Tabasco abschmecken und mindestens 1 Stunde im Kühlschrank kalt stellen. Olivensauce serviert man zu kaltem Braten oder Fleischfondue.

Selbst gemachte Chutneys sind ein besonderes Gastgeschenk, wenn man sie in dekorative Gläser füllt und schön beschriftet.

Appetitanreger und kleine Mahlzeiten

Gewürfelter Feta mit grünen und schwarzen Oliven

Zutaten: 400 g Feta • 100 g grüne Oliven
100 g schwarze Oliven • 500 ml extra natives Olivenöl
schwarzer Pfeffer aus der Mühle • 4 Knoblauchzehen
4 milde Peperoni

Den Feta in kleine Würfel schneiden. Das Olivenöl darüber träufeln und mit dem geschroteten Pfeffer bestreuen. Die Knoblauchzehen fein hacken und ebenfalls über den Käse geben. Schließlich die Oliven darüber verteilen und mit den Peperoni garnieren.

Kräuter-Käse-Creme

Zutaten: *700 g säuerlicher Vollmilchjoghurt*
200 g Feta • 1/2 Bund glatte Petersilie • 1/2 Bund Dill
1/2 Bund Minze (oder 1 gehäufter TL getrocknete
Minze) • 2 Knoblauchzehen • 1 EL Zitronensaft
2 Peperoni • 50 g schwarze Oliven

1 Den Joghurt in eine Kaffeefiltertüte einfüllen und etwa 20 Minuten abtropfen lassen.

2 Feta in einer Schüssel mit der Gabel sehr fein zerdrücken. Kräuter fein hacken und zum Käse geben. Knoblauch pressen und ebenfalls unter den Käse mischen. Zum Schluss den abgetropften Joghurt (aus der Filtertüte) und den Zitronensaft so lange unter den Feta rühren, bis eine geschmeidige Paste entsteht.

3 Die Käsecreme ca. 1 Stunde in den Kühlschrank stellen. Die Peperoni in Ringe schneiden. Die Creme auf einer kleinen Platte anrichten und mit den Peperoni und Oliven garnieren. Dazu reicht man griechisches Fladenbrot oder heiße Pellkartoffeln.

Auberginen, Zucchini und Artischocken eignen sich besonders gut zum Marinieren in Olivenöl. Als Vorspeise kann man das Gemüse dann sowohl kalt als auch warm servieren.

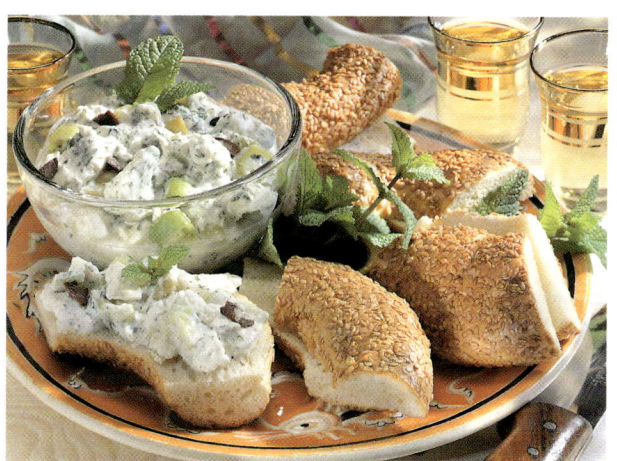

Griechenland lässt grüßen: Oliven, Joghurt, Feta und Minze ergeben einen pikanten Brotaufstrich.

Gazpacho

Der Gazpacho ist eine südspanische Gurken-Tomaten-Suppe, die kalt verzehrt wird. Eine ideale Mahlzeit für heiße Tage, da sie erfrischt und den Magen überhaupt nicht belastet.

Das nebenstehende Rezept ist die Grundlage für den Gazpacho. Dennoch hat jede Hausfrau in Spanien bzw. jedes Restaurant eine eigene Zutatenkomposition. An ganz heißen Tagen wird die Suppe mit Eiswürfeln serviert.

Zutaten: *250 g Tomaten • 1 Salatgurke • 2 kleine Zucchini • 2 Knoblauchzehen • 400 g Weißbrot vom Vortag • 200 ml extra natives Olivenöl • 2 EL Balsamicoessig • Salz, Pfeffer aus der Mühle*
Zum Garnieren: 1 hart gekochtes Ei • 2 Scheiben Serrano-Schinken (oder anderer roher Schinken)

1 Die Tomaten 30 Sekunden lang in kochendes Wasser legen, die Haut einstechen und abziehen. Tomaten achteln und dabei die Stielansätze entfernen. Die Gurke schälen und hobeln. Die Zucchini waschen und in Scheiben schneiden. Den Knoblauch abziehen und durch die Presse drücken. Die Weißbrotscheiben in kleine Vierecke schneiden.

2 Das Gemüse, Knoblauch und Weißbrot mit dem Handmixer pürieren. Essig und Öl hinzufügen, so dass eine sämige Masse entsteht. Mit Salz und Pfeffer abschmecken.

3 Das Ei klein hacken, den Schinken in feine Streifen schneiden und in der Pfanne rösten.

4 Den Gazpacho in Suppenteller füllen und mit Ei und Schinkenstreifen garnieren. Vor dem Servieren mindestens 1 Stunde im Eisschrank kühlen.

Schafskäse in Öl

Zutaten für 1 Glas mit 0,5 l Inhalt: *350 g Feta je 1 Zweig frischer Rosmarin und Salbei • 1 Lorbeerblatt • 2 Knoblauchzehen • 1 getrocknete Chilischote 300 ml extra natives Olivenöl*

1 Schafskäse würfeln und in ein gut gereinigtes Glas mit Schraubverschluss füllen.

2 Kräuter waschen, gut trocknen und samt den Stielen in 2 Zentimeter lange Stücke schneiden. Die Knoblauchzehen halbieren. Knoblauch, Kräuter und Gewürze zum Schafskäse geben und so viel Öl darüber gießen, dass der Käse ganz bedeckt ist. Glas verschließen und den Käse mindestens 2 Tage im Öl ziehen lassen.

Olivensuppe

Zutaten: 2 mittelgroße Zwiebeln • 3 Tomaten
1–2 Petersilienwurzeln • 2 EL extra natives Olivenöl
25 grüne entsteinte Oliven • 1/2 l Hühnerbrühe
Salz, weißer Pfeffer aus der Mühle • etwas Tabasco
(nach Belieben) • süße Sahne
Zum Garnieren: 12 Oliven mit Paprikafüllung

1 Die Zwiebeln abziehen und fein würfeln. Die Tomaten 30 Sekunden lang in kochendes Wasser legen, die Haut einstechen und abziehen. Tomaten in Würfel schneiden, dabei die Stielansätze entfernen. Petersilienwurzeln gut waschen und ebenfalls würfeln. Bei Bedarf bzw. Zeitnot können auch bereits geschälte Tomaten aus der Dose verwendet werden.

2 Das Olivenöl in einem Topf erhitzen. Zwiebeln, Tomaten, Petersilienwurzeln sowie die entsteinten Oliven dazugeben und glasig dünsten. Das Gemüse vom Herd nehmen und mit dem Stabmixer pürieren, eventuell noch durch ein Sieb streichen.

3 Mit der heißen Hühnerbrühe aufgießen und nochmals kurz aufkochen lassen. Die Suppe mit Salz, Pfeffer und Tabasco abschmecken. Nach Belieben mit einem Schuss Schlagsahne verfeinern.

4 Die Suppe in Teller füllen und mit den gefüllten Oliven garnieren.

Wenn Sie Ihr Gemüse restlos aufbrauchen wollen, empfiehlt es sich, es zu dünsten und dann im Mixer zu pürieren, etwas Gemüsebrühe unterzurühren und mit Gewürzen und Olivenöl abzuschmecken. Dies ergibt eine schmackhafte Suppe.

Zucchinipuffer

Zutaten: *700 g Zucchini • 1 mittelgroße Zwiebel*
20 g Butter • 1 Bund Petersilie • 2 Eier • 1 TL gehack-
ter Dill • 120 g Paniermehl • 100 g geriebenen Kefalotiri
(griechischer Hartkäse) • Pfeffer aus der Mühle, Salz
Mehl • 10 EL Olivenöl

Das nebenste-hende Rezept lässt sich leicht abwandeln, indem Sie statt der Zucchini einfach eine frische Sellerie-knolle verwen-den, diese schälen und ebenfalls in nicht zu dicke Scheiben schneiden.

1 Die Zucchini in Scheiben schneiden und in Salzwas-ser 10 Minuten garen. Gut abtropfen lassen und pürie-ren. Die Zwiebel abziehen und dazureiben.

2 Die Butter zerlassen, Petersilie waschen, die Blätt-chen fein hacken.

3 Eier, zerlassene Butter, Kräuter, Paniermehl und den Käse unter die Zucchini rühren. Mit Salz und Pfeffer ab-schmecken. Die Mischung 5 Minuten ruhen lassen.

4 1 Tropfen Öl auf die Hände geben und aus jeweils 1 Esslöffel des Gemüseteigs ca. 1 Zentimeter dicke Puf-fer formen. Etwas Mehl auf einen Teller geben und die Puffer darin wenden.

5 Das Öl in einer Pfanne erhitzen und die Puffer von beiden Seiten ca. 3 Minuten goldgelb backen. Die Puf-fer auf Küchenkrepp entfetten.

Olivenspaghetti (Spaghetti alla putanesca)

Zutaten: *3 Knoblauchzehen • 8 Sardellenfilets*
200 g grüne oder schwarze entkernte Oliven • 600 g To-
maten • 6 EL Olivenöl • 1 EL Kapern • Salz • 1 Mes-
serspitze gemahlene Chilischote • 500 g Spaghetti

1 Die Knoblauchzehen abziehen und in dünne Scheib-chen schneiden. Die Sardellenfilets wässern, gut abtrop-fen lassen und fein hacken. Oliven in Scheiben schnei-den. Die Tomaten kurz in kochendes Wasser tauchen, abziehen, halbieren, dabei die Stielansätze und die Kerne entfernen.

Tomaten grob in Würfel schneiden. (Wenn es ganz schnell gehen muss, kann man auch Dosentomaten verwenden.)

2 In einer Kasserolle das Olivenöl erhitzen, darin den Knoblauch hellgelb anbraten, die Sardellenfilets kurz mitbraten. Oliven, Kapern und Tomaten hinzufügen. Alle Zutaten mit einer Gabel gleichmäßig zerdrücken und mit Salz und gemahlenem Chili abschmecken. Zugedeckt bei schwacher Hitze etwa 10 Minuten schmoren lassen.

3 Währenddessen die Spaghetti in Salzwasser »al dente« , also bissfest kochen, gut abtropfen lassen und in einer großen vorgewärmten Schüssel mit der Sauce vermischen. Sofort ohne Käse servieren.

Salate wie im Urlaub

Griechischer Bauernsalat

Zutaten: 500 g Tomaten • 1 grüne Paprikaschote 1/2 Salatgurke • 100 g schwarze Oliven • 1 große Zwiebel • 200 g Feta • 1 Endivien- oder Kopfsalat Für die Vinaigrette: 4 EL Weinessig • 8 EL extra natives Olivenöl • Salz, Pfeffer aus der Mühle

1 Die Tomaten in Scheiben schneiden, die Paprikaschote waschen, halbieren, entkernen und ebenfalls in dünne Scheiben schneiden. Die Gurke gut waschen und mit der Schale fein hobeln. Die Zwiebel abziehen und in dünne Ringe schneiden. Den Fetakäse zerbröckeln. Den Endivien- bzw. Kopfsalat gut waschen, trocknen und zerpflücken.

2 Alle Zutaten locker in einer großen Schüssel anrichten, die Oliven darüber streuen. Den Salat mit einer gut verrührten Vinaigrette aus Weinessig, Olivenöl, Salz und Pfeffer beträufeln und alles gut vermischen.

Wer es ganz eilig hat und trotzdem eine gesunde Mahlzeit zubereiten möchte, kann sich Vollkornnudeln, gleich welcher Sorte, kochen, mit Salz und Thymian würzen und extra natives Olivenöl darunter mischen.

Salade niçoise

Zutaten: *200 g grüne Bohnen • je 1 grüne und gelbe Paprikaschote • 3 Frühlingszwiebeln • 2–3 Sardellen- filets • 2 hart gekochte Eier • 500 g Tomaten 50 g kleine schwarze Oliven • 2 Beutel Salatdressing für klare Kräutersauce »französische Art« • 6 EL extra natives Olivenöl • 1 Knoblauchzehe*

1 Die Bohnen putzen und 9 Minuten in Salzwasser ko- chen, abgießen und kalt abschrecken. Die Paprikascho- ten halbieren, entkernen und in dünne Streifen schnei- den. Die Frühlingszwiebeln putzen und in feine Ringe schneiden. Die Sardellenfilets 3 Minuten lang in warmes Wasser legen, dann gut abtropfen lassen.

2 Die Sardellenfilets klein schneiden, die Eier vierteln. Zusammen mit Bohnen, Paprikastreifen und Zwiebel- ringen auf einem Teller anrichten. Die geviertelten To- maten und die ganzen Oliven darüber verteilen.

3 Die fertige Salatsauce mit 6 Esslöffeln Wasser und dem Olivenöl verrühren. Den Knoblauch pressen und untermischen. Die Sauce über den Salat träufeln.

Arabischer Bulgursalat

Zutaten: *1/2 l Gemüsebrühe • 250 g Bulgur oder Cous- cous • 6 Tomaten • 1 grüne Chilischote • 4 Frühlings- zwiebeln • 2 Bund Petersilie • 1 Bund Pfefferminze 3 unbehandelte Zitronen • 1 TL Salz • 2 Knoblauch- zehen • 8 EL Olivenöl • 15 grüne Oliven*

1 Die Gemüsebrühe erhitzen, den Bulgur darin aufko- chen, zudecken und 15 Minuten ausquellen lassen. Die Tomaten kurz in kochendes Wasser tauchen, abziehen und in Würfel schneiden, dabei die Stielansätze und die Kerne entfernen. Die Chilischote waschen, halbieren, entkernen und in feine Streifen schneiden.

Verfeinern Sie Ihren Salat mit selbst gemach- ten Croûtons. Dazu etwas Olivenöl in die Pfanne geben, 1/2 Knoblauch- zehe abziehen, klein schneiden und mit gewür- felten Toast- brotstücken goldbraun rösten. Die noch heißen Croû- tons auf den Salat geben.

2 Die Frühlingszwiebeln waschen und in Scheiben, das Grün in Röllchen schneiden. Petersilie und Pfefferminze waschen, die Blättchen abzupfen und fein hacken.

3 Den gegarten Bulgur in eine große Schüssel geben und mit einer Gabel etwas auflockern. Die Zitronen halbieren, von jeder Hälfte 1 Scheibe abschneiden, den Rest auspressen. Zitronensaft und Salz gut verrühren. Die Knoblauchzehen abziehen, durchpressen und zum Zitronensaft geben. Das Öl nach und nach hinzufügen und zu einer Creme verrühren.

4 Tomaten, Chili, Frühlingszwiebeln, Kräuter und Oliven zum Bulgur geben, die Marinade darüber träufeln und locker vermengen. Den Bulgursalat mit Zitronenscheiben garniert servieren.

Der Salat aus dem vorderen Orient kann als pikante Vorspeise, vegetarisches Hauptgericht oder Beilage zu Fleischgerichten serviert werden.

Olivenöldressings für knackige Salate

Sardellendressing

Zutaten: *6 EL extra natives Olivenöl • 1 EL Balsamicoessig • 2 Sardellen • 10 Blätter Basilikum • 1 Frühlingszwiebel • Salz, Pfeffer aus der Mühle*
Alle Zutaten fein hacken und mit schwarzen Oliven mischen. Passt besonders zu Radicchio oder Lollo Rosso.

Apfel-Olivenöl-Dressing

Zutaten: *1 TL Dijon-Senf • 2 EL Apfelessig*
2 EL stilles Mineralwasser • 3 EL extra natives
Olivenöl • 1 EL gehackte Walnusskerne • 1 TL klein
gewürfelter Apfel • 1 EL Kerbel • 1/2 TL grobes Meersalz, Pfeffer aus der Mühle
Alle Zutaten verrühren und mit Blattsalaten anrichten.

Olivenöl passt am besten zu Balsamicoessig bzw. zu einem milden Apfelessig. Salate können jedoch genauso gut mit Olivenöl und frisch gepresstem Zitronensaft angemacht werden.

Olivenöldressing mit Pesto

Zutaten: 6 EL extra natives Olivenöl • 4 EL Balsamico-essig • 3 Spritzer Zitronensaft • 2 EL Pesto (Glas)
Alle Zutaten gut verrühren und über Friséesalat geben.

Tomaten-Oliven-Dressing

Zutaten: 2 Tomaten • 1/4 TL Salz • 1/2 TL schwarzer Pfeffer • 1 TL Zucker • 125 g griechischer Joghurt 8 entkernte und gehackte schwarze Oliven • 3 TL gehackte frische Petersilie • 3 TL gehackter frischer Kerbel
1 Die Tomaten 30 Sekunden lang in kochendes Wasser legen, die Haut einstechen und abziehen. Tomaten halbieren, dabei die Stielansätze entfernen, dann durch ein Sieb streichen oder im Mixer pürieren. Salz, Pfeffer, Zucker und Joghurt dazurühren.
2 Das Dressing in ein Schraubglas füllen und bis zum Verbrauch kühl stellen. Kurz vor dem Servieren Oliven und Kräuter mit dem Dressing gut vermischen.
Das Dressing ergänzt einen Salat aus Blumenkohl- und Brokkoliröschen mit gehackten Walnüssen oder Sellerie-Apfel-Kartoffel-Salat.
TIPP Für Salatdressings empfiehlt es sich, zuerst Essig oder Zitrone und die anderen Aromastoffe in ein Gefäß zu geben und zum Schluss das Olivenöl hinzuzufügen. Das Dressing lässt sich so leichter vermengen.

Basilikum in Olivenöl

Auf diese einfache Art und Weise lässt sich Basilikum konservieren und für Salate, Saucen oder Pastagerichte weiter verwenden.
1 Die Basilikumblätter kurz mit kaltem Wasser abbrausen und danach zum Trocknen an einem luftigen Platz auslegen.

Der Pesto stammt ursprünglich aus Genua und heißt folglich »pesto genovese«. Inzwischen ist jedoch auch Pesto aus anderen Regionen Italiens mit jeweils anderen Gewürzen zu haben.

2 Anschließend die Basilikumblätter fein zerreiben und nach und nach so viel Olivenöl dazugeben, dass eine breiartige Konsistenz entsteht.

3 Den Brei in ein Schraubglas füllen, mit Olivenöl bedecken und gut verschließen. Das Basilikum im Kühlschrank aufbewahren.

Hauptgerichte

Hähnchenschenkel auf bäuerliche Art

Zutaten: 500 g Fleischtomaten • je 1 grüne und 1 gelbe Paprikaschote • 3 EL extra natives Olivenöl • 4 Hähnchenschenkel (oder auch -brüste) • Salz, schwarzer Pfeffer aus der Mühle • 1 TL mittelscharfes Paprikapulver • 3 Knoblauchzehen • 1/4 l trockener Weißwein 1 kleine getrocknete oder frische Chilischote • 1 Zweig Thymian • 1 Lorbeerblatt • 3 EL Tomatenmark 50 g mit Paprika gefülle Oliven

1 Den Backofen auf 250 °C (Umluft 230 °C, Gas Stufe 6) vorheizen.

2 Die Tomaten 30 Sekunden lang in kochendes Wasser legen, die Haut einstechen und abziehen. Tomaten achteln, dabei die Stielansätze entfernen.

3 Die Paprikaschoten 20 Minuten auf den mittleren Rost im Backofen legen. Sobald die Haut sich bräunt und Blasen wirft, herausnehmen, abkühlen lassen und die Haut abziehen. Paprikaschoten halbieren, dabei die Kerne herausnehmen, das Fruchtfleisch in Vierecke schneiden. Den Backofen auf 150 °C (Umluft 130 °C, Gas Stufe 1–2) zurückschalten.

4 Das Öl in einer Bratreine auf der Kochstelle erhitzen und die Hähnchenschenkel bei mittlerer Hitze von allen Seiten anbraten. Mit Salz, Pfeffer und Paprika würzen. Den Knoblauch abziehen und darüber pressen.

Auch frische Minze passt übrigens sehr gut zu Olivenöl und wird vor allem in der arabischen Küche zu Vor- und Hauptspeisen verwendet.

Intensiver Geschmack: Schwarze Oliven geben jedem Mittelmeergericht seine besondere Note.

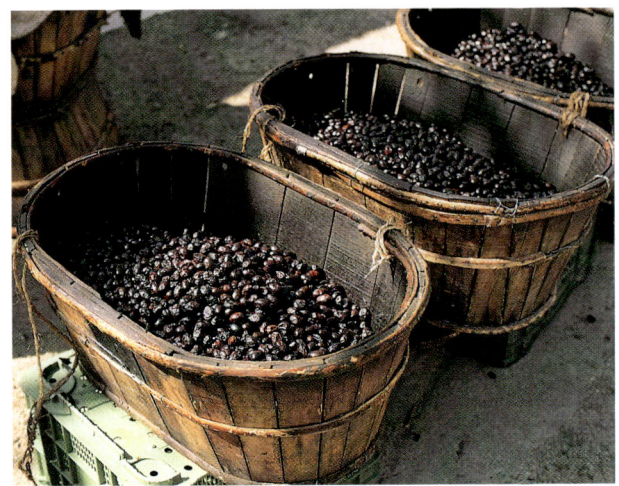

Zu Steaks oder Lammgerichten kann man auch eine Salbeimarinade reichen. Dazu werden frische Salbeiblätter fein gewogen und mit etwas Olivenöl und Zitronensaft vermischt. Zähes Fleisch sollte man über Nacht in der Salbeimarinade ziehen lassen.

5 Mit dem Weißwein ablöschen. Chilischote, Thymian und Lorbeerblatt, Tomaten und Paprikastücke dazugeben, das Tomatenmark einrühren. Die Bratreine zugedeckt für 50 Minuten im Backofen auf mittlerer Schiene schmoren lassen.

6 10 Minuten vor Ende der Schmorzeit die Oliven quer in Scheiben schneiden und über dem Gericht verteilen. Die Hähnchenschenkel mit italienischem Weißbrot und trockenem Weißwein servieren.

Kalbskoteletts mit Tomaten und schwarzen Oliven

Zutaten: *6 EL extra natives Olivenöl • 4 Kalbskoteletts Salz, Pfeffer aus der Mühle • 1 Knoblauchzehe • 4 Tomaten • 100 g entkernte schwarze Oliven (Abtropfgewicht) • 200 ml trockener Weißwein • Chilipfeffer*

1 Das Olivenöl in einer großen Pfanne erhitzen und darin die Kalbskoteletts auf beiden Seiten anbraten, mit Salz und Pfeffer würzen. Die Koteletts herausnehmen und warm stellen.

2 Etwas Olivenöl aus der Pfanne abgießen. Die Knoblauchzehe durchpressen und im restlichen Olivenöl andünsten.

3 Die Tomaten klein schneiden, dabei die Stielansätze entfernen. Die Oliven abgießen. Beides in die Pfanne geben und einige Minuten schmoren lassen, dann den Wein angießen. Mit Salz und Chilipfeffer abschmecken.

4 Die Koteletts wieder in die Pfanne geben und nochmals etwa 10 Minuten mitschmoren. Mit Reis oder Pellkartoffeln servieren.

Würzöle selbst herstellen

Würzöle sind feine Olivenöle, die mit ausgewählten, hoch aromatischen Kräutern, Gewürzen, Knoblauch, Zwiebeln, Pilzen etc. so lange angesetzt werden, bis sie den Geschmack der Zutaten angenommen haben. Diese aromatisierten Öle eignen sich für frische Salate, zum Marinieren und Bestreichen von Grillfleisch und -fisch, zum Dünsten von Gemüse und für Kurzgebratenes, für Pasta und Pizza, für Suppen und Risotto.

So wird's gemacht

▶ Als Basisöl verwendet man 700 Milliliter extra natives Olivenöl, das in diesem Fall einmal nicht von sehr ausgeprägtem Geschmack sein sollte.

▶ Ein Flasche oder ein Schraubglas mit kochendem Wasser gut ausspülen und abtropfen lassen.

▶ Die Aromastoffe hineinfüllen, wobei man frische Kräuter wie Dill oder Rosmarin ganz verwendet oder aber die Blättchen von den Stielen abzupft (etwa von Basilikum und Estragon). Die Kräuter werden vorsichtig gewaschen und sorgfältig mit Küchenkrepp trockengetupft. Anschließend am besten über Nacht trocknen

Obwohl es Würzöle bereits fertig zu kaufen gibt, lohnt es sich, sie selbst herzustellen. Nicht selten enthalten nämlich die im Handel erhältlichen Öle zusätzliche, nicht unbedingt natürliche Aromastoffe.

lassen. Ist in einer Rezeptur Knoblauch angegeben, so werden die Knoblauchzehen lediglich abgezogen und halbiert, nicht gepresst.

▶ Nun gießt man mit dem Olivenöl auf. Die Aromageber müssen vollständig vom Öl bedeckt sein, sonst fangen sie an zu schimmeln.

▶ Das Gefäß verschließen und das Ganze an einem kühlen, ruhigen Ort durchziehen lassen. Von Zeit zu Zeit leicht schütteln. Eventuell gelegentlich mit einem sauberen Plastiklöffel eine Geschmacksprobe vornehmen.

▶ Nach etwa 2 bis 3 Wochen die Zutaten mit einem Sieb abfiltern und das Olivenwürzöl in eine dunkle Flasche oder Karaffe umfüllen. Aromatisierte Öle halten sich mehrere Monate.

Würzöle auf Olivenölbasis werden ihren Eigengeschmack nach Oliven stets beibehalten, auch wenn sie interssante Geschmacksverbindungen mit den frischen Kräutern eingehen. Deshalb sollten Sie bei der Herstellung stets herb schmeckende Kräuter bevorzugen, da diese sich am besten mit Olivenöl verbinden.

Zutaten für gewürzte Olivenöle

Bärlauchöl

1 Töpfchen bzw. 2 Bund frischer Bärlauch

Bärlauchöl eignet sich sehr gut zum Salatdressing für Blattsalate aller Art, denen man einige frische Bärlauchblätter beimischt.

Basilikumöl

1 Töpfchen Basilikum • 1 TL schwarze Pfefferkörner

Chiliöl

10 rote Chilischoten

1 Die Chilischoten waschen und trocknen. Schoten entstielen, halbieren, entkernen und in etwa 1 Zentimeter große Stücke schneiden.

2 Das Öl in einer Pfanne nicht zu stark erhitzen. Es darf nicht rauchen. Die Chilischoten hineinrühren, die Herdplatte ausschalten und das Öl darauf stehen lassen, bis es völlig abgekühlt ist. Dann das Öl in eine Flasche füllen. Die Chilistreifen kann man abfiltern und in anderen Gerichten verwenden. Oder man lässt sie im Öl und gibt sie jenen Speisen zu, die man mit dem Chiliöl aufpeppt.

Chili-Basilikum-Öl

5 mit einer Gabel angestochene Chilischoten
1 TL schwarze Pfefferkörner • 1 Bund Basilikum

Dillöl

1 Bund Dill • 1 Lorbeerblatt • 2 TL rosa Pfefferkörner

Estragonöl

1 kleiner Topf Estragon • 3 TL nicht zu scharfe Senfkörner

Kräuter-Knoblauch-Öl

2 TL Wacholderbeeren • 5 Lorbeerblätter • je 1 Prise Kümmel und Chilipfeffer • je 2 Zweige Rosmarin und Thymian • 2–3 halbierte Knoblauchzehen

Provenceöl

Je 1 Zweig Lavendel, Rosmarin, Thymian, Oregano
3 halbierte Knoblauchzehen
oder
Je 1 Zweig Thymian, Rosmarin, Bohnenkraut • 1 Lorbeerblatt • 3 halbierte Knoblauchzehen

Pizzaöl

3–4 gewaschene, trockene Thymianzweige • 1 Hand voll Chilischoten
Das relativ scharfe Öl sollte man nur tropfenweise verwenden.

Oregano ist ein naher Verwandter des Majorans und lässt sich vor allem in der italienischen Küche vielseitig, oft auch in Verbindung mit Thymian, einsetzen.

Knoblauchöl

10 halbierte Knoblauchzehen • nach Belieben
1 TL schwarze Pfefferkörner
Nach der Ansatzzeit kann man den Knoblauch im Öl belassen oder herausnehmen und für Salate etc. verwenden. Knoblauchöl ist hervorragend zur Zubereitung von Knoblauchmayonnaise oder für Knoblauchbaguette geeignet.

Pilze eignen sich grundsätzlich sehr gut zur Herstellung eines Würzöls. Allerdings sollte man auch hier eher herb schmeckende Sorten bevorzugen.

Rosmarinöl

1 großer Rosmarinzweig • 2 TL Pimentkörner

Steinpilzöl

50 g getrocknete Steinpilze • 2 TL grobes Meersalz
2 TL Wacholderbeeren
Steinpilzöl eignet sich hervorragend zum Würzen von Pilzsaucen zu Fleisch, für Wildgerichte, Risotto oder grüne Salate.

Thymianöl

1 großes Bund Thymianzweige • 2 TL Pimentkörner

Einlegezeiten

	Fleisch	Geflügel	Fisch Schaltiere
Zeit	3–6 Stunden	2–4 Stunden	1–2 Stunden
Maximal	1–2 Tage gekühlt	6 Stunden gekühlt	4 Stunden gekühlt
Geeignete Kräuter	Rosmarin Estragon Majoran Thymian	Salbei Kerbel	Dill Petersilie

Über die Autoren

Margot Hellmiß studierte Germanistik, Geschichte und Kommu-nikationswissenschaft. Seit vielen Jahren beschäftigt sie sich mit natürlichen Heilweisen, gesunder Ernährung und Naturkosmetik. *Falk Scheithauer* arbeitet heute nach einem interdisziplinären Stu-dium als freischaffender Autor und Journalist in den Bereichen Mensch, Natur und Gesundheit.

Literatur

Schäfer-Schuchardt, Horst: Die Olive. Kulturgeschichte einer Frucht. Verlag Das Andere. Nürnberg 1993
Hellmiß, Margot: Die Ölziehkur. Südwest Verlag. München 1998
Forgeur Brigitte/Scotto, Elisabeth: Olivenöl. Das grüne Gold des Mittelmeers. Edition Spangenberg bei Droemer Knaur. München 1996

Danksagung

Wir bedanken uns für die freundliche Unterstützung bei folgen-den Einrichtungen und Firmen:
Informationsgemeinschaft Olivenöl in 80339 München
Bundesanstalt für Getreide-, Kartoffel- und Fettforschung in 48006 Münster
bio-verde Oliven und Naturfeinkost in 86922 Eresing/Ammersee
Byodo Naturkost in 84453 Mühldorf
Maienfelser Culinarium »Essig und Öl« in 71543 Wüstenrot- Mai-enfels

Hinweis

Das vorliegende Buch ist sorgfältig erstellt worden. Dennoch er-folgen alle Angaben ohne Gewähr. Weder Autoren noch Verlag können für eventuelle Nachteile oder Schäden, die aus den im Buch gemachten praktischen Hinweisen resultieren, eine Haftung übernehmen.

Bildnachweis

AKG, Berlin: 4; Bilderberg, Hamburg: 13 (M. Horacek), 36 (G. Wagner); Botanik-Bildarchiv Laux, Biberach a. d. Riß: 50; Das Fototarchiv, Essen: 30 (Piegiorgio Sclarandis); Image Bank, Mün-chen: 1 (Paolo Curto), 60 (Marc Romanelli); Pasieka Alfred, Hilden: 85; Südwest Verlag, München: 14, 20 (R. Hofmann), 32, 103 (Karl Newedel), 41 (A. Schliack), 47 (Dirk Albrecht), 59 (M. Tunger), 88 (Heidi Velten), 95, 106 (C. Kargl), 113 (A. F. En-dress), 122 (Frank Heuer); Tony Stone, München: 24 (Joe Cor-nish), 65 (Glen Allison), 96 (Laurie Evans); Ute Schoenenburg, München: Titel; Visum, Hamburg: 8 (Tomasz Tomaszewski)

Impressum

© 2000 Südwest Verlag, München, in der Econ Ullstein List Verlag GmbH & Co. KG, München

Alle Rechte vorbehalten. Nachdruck – auch aus-zugsweise – nur mit Ge-nehmigung des Verlags.

Redaktion:
Dr. Annette Rehrl
Projektleitung:
Dr. Alex Klubertanz
Redaktionsleitung und medizinische Fachberatung:
Dr. med. Christiane Lentz
Bildredaktion:
Ute Schoenenburg
Produktion:
M. Metzger (Leitung), A. Aatz, Dr. E. Weigele-Ismael
Umschlag:
Heinz Kraxenberger, München
Layout:
Wolfgang Lehner
DTP:
Matthias Liesendahl

Printed in Italy
Gedruckt auf chlor- und säurearmem Papier

ISBN 3-517-08121-3

Sachregister

Abszesse 56
Alterungserscheinungen, vorzeitige 84, 87
Antioxidanzien 84, 87ff.
Arteriosklerotische Prozesse 84, 87
Badezusätze 93
Beta-Karotin 81
Blutbildveränderungen 79
Chlorophyll 83
Cholesterin 63, 68, 73, 76ff.
Cis-Fettsäuren 72
Eiweiß 79
Ernährungsgewohnheiten 61ff.
Extrahiertes Öl 43
Faltenbildung 97
Fette 66f.
Fettsäuren 68ff., 79
Fettstoffwechselstörungen 78
Freie Radikale 84
Gallenkolik 56
Gallensteine 90
Gedächtnisschwäche 87
Gefäßerkrankungen 61ff.
Gelenkbeschwerden 87
Gesichtspflege 93
Gewebeschäden 84
Gliederschmerzen 56
Haare 94
Hände 95
Hautkrankheiten 79, 87, 92
Herzkrankheiten 61f.
Immunschwäche 84, 87
Ischiasbeschwerden 56
Kalium 81
Kaltgepresst 38
Kalzium 81
Kater 56
Kohlenhydrate 66, 79
Krebs 84, 87
Kreta-Diät 64f.
Leberleiden 57, 79

Leistungsabfall 87
Linolsäure 80
Lipidperoxidation 85
Lipoproteine 75
Magen- und Darm-geschwüre 89
Magenübersäuerung 89
Magnesium 81
Narben 57
Natives Öl 37, 42f.
Nervenschmerzen 57
Nierenblutungen 79
Oleuropein 89
Ölziehkur 59
Omega-3-Fettsäuren 71f.
Osteoporose 90f.
Prostaglandine 79
Proteine 66
Raffiniertes Öl 43f.
Rheumatische Beschwerden 57
Schleimhautreinigung 57
Sodbrennen 58, 89
Squalen 89
Trans-Fettsäuren 72
Verbrennungen 58
Verspannungen 58
Verstauchungen 58
Verstopfung 58
Vitamin E 81, 86ff.
Wunden 58
Zähne 58
Zellatmung 79

Rezepteregister

Aioli – Knoblauchcreme 109
Apfel-Olivenöl-Dressing 119
Auberginencreme 110
Bärlauchöl 124
Basilikum in Olivenöl 121
Basilikumöl 124
Bulgursalat, arabischer 118

Canapés mit Oliven-tapenade 110
Chili-Basilikum-Öl 125
Chiliöl 124
Dillöl 125
Estragonöl 125
Feta, gewürfelter, mit grünen und schwarzen Oliven 112
Gazpacho 114
Griechischer Bauernsalat 117
Hähnchenschenkel auf bäuerliche Art 121
Kalbskoteletts mit Toma-ten und schwarzen Oliven 122
Knoblauchöl 126
Knoblaucholiven, grüne 107
Kräuter-Käse-Creme 113
Kräuter-Knoblauch-Öl 125
Oliven mit Kräutern der Provence 108
Olivenchutney nach Cato 111
Olivenöldressing mit Pesto 120
Olivensauce 112
Olivenspaghetti (Spaghetti alla putanesca) 116
Olivensuppe 115
Pizzaöl 125
Provenceöl 125
Rosmarinöl 126
Rucolapesto mit Spaghetti 109
Salade niçoise 118
Sardellendressing 119
Schafskäse in Öl 114
Steinpilzöl 125
Tapenade mit schwarzen Oliven 110
Thymianöl 126
Tomaten-Oliven-Dressing 120
Zucchinipuffer 116